ANNE LÖWEN

Joy
SO BESCHENKT BIST DU

24 SOFAPAUSEN IM ADVENT

BRUNNEN
Verlag GmbH · Giessen

FSC
www.fsc.org
MIX
Papier aus verantwortungsvollen Quellen
FSC® C083411

Lektorat: Konstanze von der Pahlen
Umschlaggestaltung: Daniela Sprenger
Satz: DTP Brunnen
Druck: CPI books, Deutschland
ISBN 978-3-7655-0755-7
www.brunnen-verlag.de

Für

Elijas, Joel, Lilija und *Junijas*

Danke, dass ihr so viel Freude
in mein Leben gebracht habt.
Jeden Tag macht ihr so reich.

In Liebe

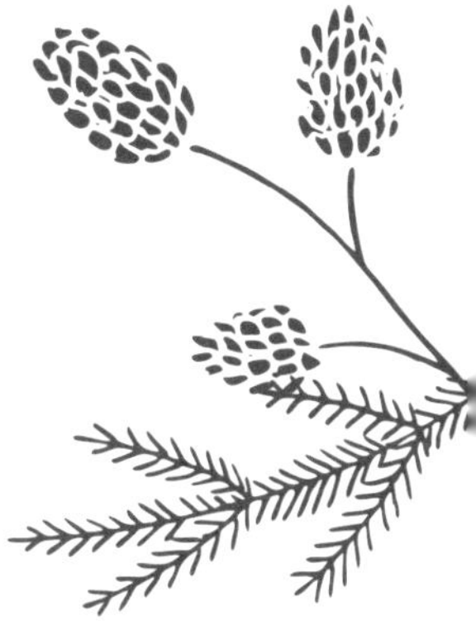

Inhalt

Vorwort

VOLLER VORFREUDE

Voller Vorfreude zünde ich die Kerze an. Die erste Kerze. Irgendwie fühlt es sich ein bisschen so an, als sei ich wieder ein kleines Mädchen. Mein Herz ist voll kindlicher Erwartung auf das, was wir bald feiern dürfen. Nur noch drei weitere Kerzen und dann ist es endlich so weit.

Der Zauber der Weihnachtszeit hat mich schon immer begeistert. Überall Lichterglanz, verführerischer Plätzchenduft und festliche Vorbereitungsstimmung. Das Feierliche und Geheimnisvolle, die gespannte Erwartung, das alles hat nur diesen einen Grund: Wir sehen dem Tag entgegen, an dem wir das faszinierendste Ereignis der Weltgeschichte feiern: Jesus ist gekommen, um uns zu retten. Er, das Licht, kommt in unsere Finsternis, in der es so viel Hoffnungslosigkeit und Trauer gibt. Er kommt, um uns aus der Dunkelheit herauszuholen.

Ist das nicht die schönste Nachricht, die je verkündet wurde? In der Weihnachtsgeschichte wird deutlich: Durch Jesus kommt Freude in die Welt. Die Hirten sind einfach restlos begeistert, als sie von Jesus, dem neuen König, hören. Denn der Engel beschreibt seine Geburt als „große Freude". Auch die Weisen spüren: Etwas Wunderbares ist hier gerade geschehen. Durch Jesus, sein Kommen und seine Erlösung ist eine Freude möglich, die vorher undenkbar war.

Weil wir Gott nicht vertraut haben und selber Herr über unser Leben sein wollten, waren wir tot und von Gott getrennt. Jesus schenkt neues Leben und neue Beziehung zu Gott. Aber es wird noch besser: Er will uns auch vor einem

Leben in Bedeutungslosigkeit, Mittelmäßigkeit und Langeweile retten. Klingt das nicht wundervoll?

Wir haben also viel Grund zum Feiern und ich freue mich sehr über unsere gemeinsame Adventszeit, die so greifbar vor uns liegt.

Weißt du: Immer wieder starte ich mit dem innigsten Wunsch in die Adventszeit, dass sie dieses Jahr von dieser unübertrefflichen Botschaft durchdrungen wird und ganz auf Jesus ausgerichtet ist. Aber mir ist bewusst geworden, dass ich oft an der falschen Stelle ansetze. Häufig versuche ich, diese Nähe zu Jesus und dieses Bedeutungsvolle von Weihnachten in meine Feiertage zu bringen, indem ich nach den richtigen Traditionen suche. Ich denke, dass ich ein Jesus-erfülltes Weihnachten feiern kann, wenn ich nur die richtigen Aktivitäten in meinen Zeitplan einfüge.

Und obwohl es eine wundervolle Sache ist, schöne Weihnachtstraditionen zu haben (du wirst auch in diesem Buch mit einigen Ideen dazu versorgt ;-)): Innige Jesus-Nähe und tiefe Glaubensfreude gewinne ich dadurch nicht. Der Schlüssel zu echter Weihnachtsfreude ist nicht in den „richtigen" Aktivitäten zu finden, sondern in meinem Herzen. Wenn mein Herz erfüllt ist von meinem König, dann werden es auch meine Tage sein. Wenn mein ganzes Herz Jesus gehört, weil ich ihn über alles liebe (und das an jedem Tag des Jahres), dann werde ich echte Freude erleben.

Oft bin ich aber durch tausend große und kleine Dinge von meinem König abgelenkt. Ich beziehe Jesus nicht immer in meine Aufgaben mit ein. Ich mache mir nach wie vor sehr viele Sorgen. Ich habe Ängste. Ich lasse Jesus aus vielen Dingen raus. Oft vertraue ich ihm viel zu wenig. Und das, obwohl er mein König sein möchte – in allen Bereichen meines Lebens.

Vielleicht geht es dir auch manchmal so? Du wünschst dir dieses *Mehr.* Sehnst dich nach der ersten Liebe zurück, wie du sie zu Beginn deines Glaubens gespürt hast (Offenbarung 2,4). Nach dieser Freude in deiner Beziehung zu Jesus. Ich möchte dich so gerne ermutigen und dir zusprechen: Es gibt tatsächlich *mehr.* Jesus ist nicht in unsere Welt gekommen, damit wir innerlich leer bleiben. Nein, er hat uns erlöst, damit wir erfüllt leben können.

Natürlich bedeutet das nicht, dass wir jeden Tag auf Glaubenswolkesieben schweben. Wir können manchmal in ganz schön heftige Krisen geraten, die alles andere als erfüllend und freudig sind. Und selbst wenn alles normal läuft, befinden wir uns nicht konstant auf einem Glaubenshoch, auf dem wir halleluja-singend durch die Welt tanzen.

Was das Leben mit all seinen Herausforderungen dennoch wundervoll machen kann, ist eine Beziehung: unsere Beziehung zu Jesus, dem König der Könige.

Ich lade dich ein, Jesus wieder ganz neu den ersten Platz in deinem Herzen zu schenken. Lass den Glaubensalltagstrott hinter dir und finde den Weg zurück zu dieser funkelnden Liebe. Der Begeisterung und Dankbarkeit über all das, was du durch Jesus geschenkt bekommen hast. Erlebe, wie dein Glaube wieder ganz neu Feuer fängt und du diese Freude findest, die nur in seiner Nähe zu erleben ist.

Genau dadurch wird auch dein Weihnachtsfest zu etwas ganz Besonderem. Denn Jesus sagt selbst, dass er gekommen ist, um uns ein Leben in Fülle zu schenken (Johannes 10,10).

Ein Leben in Fülle. Ich liebe diese Worte. So viel Hoffnung, so viel Spielraum zum Träumen steckt darin. Wir sind für *mehr* gemacht. Jesus hat so viel mehr mit uns vor, als wir erahnen. Er möchte uns gebrauchen, um seinen Plan mit dieser Welt zu verwirklichen. Wir dürfen tatsächlich Teil seines

„Ich aber bin gekommen,
um ihnen Leben
zu bringen – Leben
in ganzer Fülle.“

Johannes 10,10

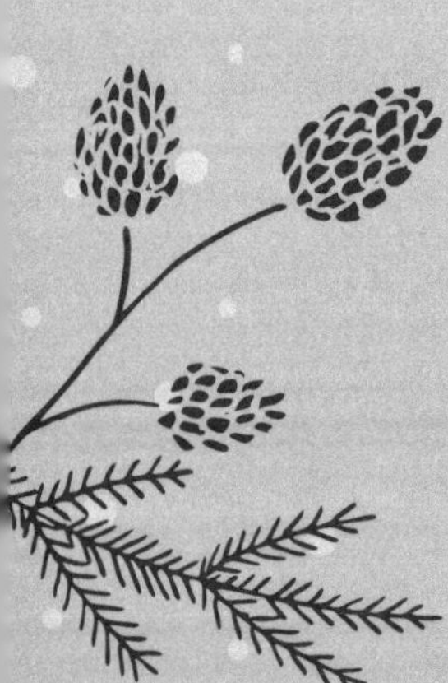

Wirkens sein. Kribbelt es in deinem Bauch auch gerade so? Was für eine Message!

Und sie ist ganz aktuell. Denn Jesus kommt auch in deine ganz persönliche Welt. Er möchte dich befreien von allem, was dich davon zurückhält, ganz mit ihm zu leben. Damit du ihm hingegeben nachfolgen und dabei die größte Freude deines Lebens genießen kannst. Denn nichts wird dich mehr erfüllen und glücklicher machen, als von ganzem Herzen mit ihm zu leben. Und genau deshalb posaunen die Engel diese Nachricht auch in alle Welt hinaus: Sie wissen, dass sie uns allen „große Freude" bringen wird.

Dieses Leben in Fülle bietet Jesus dir an. Es ist wie ein riesiges und wertvolles Weihnachtsgeschenk, das nur darauf wartet, ausgepackt zu werden. Möchtest du es annehmen? Dann gönn dir in all dem Trubel immer wieder gemütliche Sofapausen und lass dich mit ungeahnter Weihnachtsfreude beschenken.

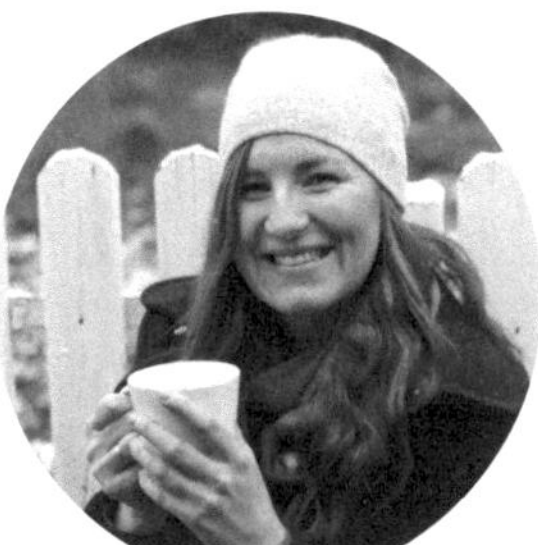

Eine frohe Adventszeit wünscht dir

deine Anne

Das Geschenk

Was bedeutet ein Leben in Fülle?

Ja genau, es ist für dich!
Ein riesiges Geschenk für dich.
Dieses wunderschön schillernde
Päckchen in Jesus’ Händen soll wirklich dir
gehören. Aufregend, oder?
Lächelnd überreicht er dir dieses
liebevoll verpackte Präsent.
Guck mal: Auf dem Schildchen,
das am Geschenkband befestigt ist,
steht sogar dein Name …

Du bist beschenkt

1. DEZEMBER

Dank sei Gott für das unbeschreiblich große Geschenk, das er uns gemacht hat!

2. Korinther 9,15

Du bist beschenkt. Überreich beschenkt von deinem Erlöser. Sein Geschenk an dich ist ein Leben, das vor Erfüllung, Sinn und Freude überfließt. Ein Leben, das die tiefste Sehnsucht in dir stillen kann. Das von Liebe nur so sprüht. Ein Leben, das dich erfüllt, wie nichts zuvor es vermochte. Ein Leben, das dir alles abverlangt und doch alles gibt. Ein Leben, das dich oft herausfordern wird und dir doch die innigste Ruhe schenken wird.

Ist dieses Geschenk nicht Hoffnung pur? Wie der erste Sonnenstrahl am Morgen, der die Welt in ein wundervolles zartes Rosa und funkelnde Lichtspiele taucht. Wir sind als Töchter des Königs nicht dazu bestimmt, im immer selben Glaubenstrott stecken zu bleiben. Wir sind eingeladen, an seiner Hand zu gehen und Neues zu entdecken.

Denn Jesus kam mit einem Plan. Einem Plan, der die Welt verändern sollte. Die Weltgeschichte würde von nun an nicht mehr dieselbe sein. Und auch dein und mein Leben sollte nicht mehr sein wie zuvor. Denn er hatte mehr vorbereitet. Mehr als das, was du bis jetzt lebst. Und mehr als das, was ich bis jetzt lebe. Weil du Jesus in deinem Herzen trägst, stehen dir ungeahnte Türen offen. Selbst wenn du jetzt noch keine Vorahnung davon hast, wohin dein Weg dich vielleicht führt.

Warum ich das weiß? Ganz einfach: Weil Gott nicht gewöhnlich ist. Alles, was er macht, ist außergewöhnlich und genial. Wenn er schenkt, dann gibt es nur die allerbesten Geschenke. Und wenn du für ihn lebst, wird dein Leben außergewöhnlich. Weil es Gottes Charakter entspricht, alles außergewöhnlich zu gestalten. Weil wir einen Gott haben, der nicht an Grenzen gebunden ist. Einen Gott, der immer noch mehr in petto hat. Dem nie die Ideen ausgehen. Der unendlich viele Möglichkeiten hat und uns in seiner Gnade in sein Wirken mit einbeziehen möchte.

Fällt es dir schwer, das zu glauben? Dann will ich dir von meinem eigenen Leben erzählen. Nie hätte ich gedacht, dass ich einmal Bücher schreiben würde. Das war zwar schon lange ein geheimer Traum von mir. Aber dass dieser Wunsch sich tatsächlich erfüllen würde, darüber staune ich noch immer. Wie kommt es, dass eine ganz normale Frau, wie ich es bin, Autorin werden darf? Es ist für mich immer noch absolut faszinierend und ich kann einfach nur über Gottes Wege staunen.

Und nicht nur das. Ich sehe so viele Dinge, die mein Leben jetzt ausmachen, und bin überwältigt. Seine Pläne sind oft so anders als das, was ich selbst für mich geplant hätte. Und ehrlich gesagt gab es Zeiten, in denen ich dachte, dass mein Leben zusammenbricht wie ein Kartenhaus. Ich war deprimiert über zerplatzte Träume und Dinge, die so ganz anders liefen, als ich es erhofft hatte.

Doch letztlich konnte ich immer wieder sehen, wie Gott seinen Weg mit mir geht. Und sein Weg ist so viel besser, schöner und überreicher, als ich ihn je hätte planen können.

Das Beste ist aber, dass er noch lange nicht fertig ist – denn mein Weg mit ihm reicht bis in die Ewigkeit hinein. Ich bin wirklich gespannt, was Gott noch alles vorbereitet hat.

Wusstest du, dass Gott genauso auch für dich mehr geplant hat, als du dir je vorstellen könntest? Wusstest du, dass er auch für dich einen Lebensweg geplant hat, der dich einfach nur zum Staunen bringt? Er möchte dich gebrauchen und dein Leben mit seinem Wirken überreich machen. Mit ihm zusammen sind Dinge möglich, die du niemals für möglich gehalten hast. Er meint es unendlich gut mit dir.

Was für ein Wunder. Was für ein Geschenk. Es ist das Wunder von Weihnachten. Ein Wunder, das wir allerdings oft gar nicht mit diesem Fest in Verbindung bringen. Und doch findet es seinen Ursprung in dieser besonderen Nacht im Stall von Bethlehem, in der Gott selbst durch seinen Sohn in diese Welt kam.

Ein Leben voller Schönheit und Sinn ist möglich, weil Jesus es durch seine Geburt möglich gemacht hat. Willst du dich heute damit beschenken lassen?

Du bist geliebt

2. DEZEMBER

„Ich aber bin gekommen, um ihnen Leben zu bringen – Leben in ganzer Fülle."

Johannes 10,10

Meine Liebe,

wie schön, dass du dir gerade Zeit nimmst für uns beide. Ich liebe diese besonderen Momente mit dir. Weil ich dich über alles liebe. Weil du mir wichtig bist. Und ich weiß, dass unsere Zweierzeit auch dir unendlich guttut. Du darfst dir diese Auszeiten gönnen und zur Ruhe kommen. Den ganzen Stress einmal hinter dir lassen. Alle To-do-Listen und Weihnachtsvorbereitungen beiseitelassen und dich besinnen. Zurückbesinnen auf das, was wirklich zählt: unsere Beziehung.

Ich bin in diese Welt gekommen, um dir das Leben in Fülle zu schenken. Kannst du erahnen, was das bedeutet? Du kannst mir glauben, es ist wunderbar. Durch mich hast du Zugang zu himmlischen Segnungen, die mein Vater großzügig über dich ausgießen möchte. Wenn du mich in deinem Herzen hast. Wenn du nah bei mir bleibst.

Ein Leben in Fülle bedeutet, deine Liebesbeziehung zu mir zu genießen. Du darfst frei und sorglos durch deinen Alltag gehen, anstatt mit viel Mühe nach irgendwelchen Regeln zu leben. In meinen Augen bist du gut, so wie du bist. Du musst nicht aus eigener Kraft etwas erreichen und auch keine Glaubenssprünge ohne mich machen. Lass dich einfach von meiner Liebe zu dir beflügeln, deinen Glauben leidenschaftlich zu leben. Wenn du nah bei mir bleibst, gehen wir die Schritte Hand in Hand. Das wird dein Herz leicht machen.

Denn ich bin die Quelle wahrer Freude. Echte Freude gibt es nur bei mir. Und ich möchte dich von ganzem Herzen damit erfrischen und beschenken. Es ist so wichtig, dass du diese Wahrheit tief verinnerlichst: Egal, wo du sonst suchst oder was du versuchst zu tun, um deinen Hunger nach Leben und Glück zu stillen – du wirst nur bei mir satt werden. Nichts anderes kann dir wahres Glück geben.

Ich weiß, dass so viele der Lüge glauben, ein Leben mit mir sei trist und langweilig. Bestimmt hast du das auch schon gehört, oder? Es bricht mir das Herz, wenn ich sehe, wie so viele mit Lebensdurst an den falschen Stellen suchen. Dabei ist alles bei mir zu finden. Ich bin der Anfang und das Ende. Ich decke alles ab. Nichts ist mir unmöglich. Ich schenke tiefe Freude! Eine Freude, die nicht an Umstände gebunden ist. Weil sie in mir liegt.

Wenn du dich nach diesem *Mehr* sehnst, wenn du dir wieder Begeisterung und Leidenschaft in deinem Glauben wünschst und dir die Freude an mir verloren gegangen ist, dann möchte ich dich einladen:

Komm zu mir! Strecke mir deine leeren Hände entgegen. Lass all das los, was du vielleicht so gerne festhalten möchtest, das dir aber niemals echte Freude geben kann!

Gib mir deine Traurigkeit. Deine Einsamkeit, die du in der Weihnachtszeit immer besonders deutlich spürst. Gib mir deinen Stress, der gerade jetzt überhaupt keinen Platz haben sollte. Gib mir alles, was dich niederdrückt. Egal, ob große oder kleine Sorgen: Ich bin die richtige Adresse dafür. Ich nehme dir die Last ab. Leg alles bei mir ab, womit du dich beschäftigst, komm hier bei mir zur Ruhe.

In der Gemeinschaft mit mir nimmt das Leben in Fülle seinen Anfang.

Deshalb gönn dir diese kleinen Sofapausen zwischendurch. Stiehl dich einfach mal aus allem Getümmel heraus. Mach dir eine heiße Schokolade oder einen Tee und zünde eine Kerze einfach mal nur für dich und mich an. Mach's dir bequem und komm zu mir. Lausche meinen Liebesworten.

Lass diese Adventszeit unsere Zweierzeit sein. Nur du und ich. Eine kleine Ruhepause in all dem Konsumwahnsinn und Stress da draußen. Denn darum geht es ja eigentlich: um dich und um mich. Ich freue mich auf dich.

Dein Jesus

Wenn wir unsere
Freude an Gott finden,
hört er nicht auf,
uns Freude
zu schenken.

Charles Haddon Spurgeon

Du bist gekrönt

3. DEZEMBER

Er rettet dich mitten aus Todesgefahr,
krönt dich mit Güte und Erbarmen.

Psalm 103,4

In der flirrenden Mittagshitze schleppt sie den schweren, noch leeren Krug den Weg entlang. Staub wirbelt bei jedem Schritt auf. Die Trockenheit des Bodens erinnert sie an die Dürre, die ihr Herz erfüllt. Wie sehr sie sich nach Wasser sehnt. Irgendetwas in ihr ist so ausgetrocknet wie der staubige Pfad unter ihr. Es hat schon länger nicht mehr geregnet – draußen, aber auch in ihrem Inneren.

Alles in ihr sehnt sich nach Liebe und Angenommensein. Nach Worten, die nicht verurteilen und kritisieren, sondern freundlich Gnade über ihr aussprechen.

Ihre Schulter beginnt unter dem Druck des schweren Kruges zu schmerzen. Wenn das doch der einzige Schmerz in ihrem Leben wäre.

Während sie auf den Brunnen zugeht, wirbeln ihre Gedanken weiter. Das Wasser wird gleich ihren leeren Krug füllen. Wenn es doch nur etwas gäbe, das auch ihr leeres, schmerzendes Herz füllen könnte.

Vielleicht kennst du diese Geschichte. Wir können sie im 4. Kapitel des Johannesevangeliums nachlesen. Sie erzählt von einer Frau, die sich so sehr nach Liebe und Erfüllung sehnte und doch unglaublich viel Ablehnung erleiden musste. Die Leere in ihrem Herzen versuchte sie durch menschliche Liebe irgendwie zu füllen. Sie stürzte sich von einer Beziehung in die nächste und lebte fern von Gott.

Dann begegnet sie Jesus am Brunnen. Er, ein Jude, spricht sie, eine samaritische Frau, an – zu damaliger Zeit ein echtes No-Go. Und obwohl Jesus von all den Dingen weiß, die in ihrem Leben nicht gut laufen, verurteilt er die Frau nicht. Er sieht tiefer – er sieht ihren Schmerz. Und dann erzählt er ihr vom Wasser des Lebens, das ihren brennenden Durst stillen kann.

Das Gespräch mit Jesus verändert sie für immer. Bei ihm findet sie die Gnade, die sie bisher so schmerzlich vermisst hat. Durch ihn wird alles anders. Er bringt wirkliche Freude in ihr Leben.

Weißt du: Ich glaube, wir alle waren einmal diese Frau, die mit einer schweren Last beladen und mit einem leeren Herzen auf einem ausgetrockneten Weg einen Brunnen mit Lebenswasser gesucht hat. Kannst du dich noch daran erinnern, wie es war, als du diesen Brunnen endlich gefunden hattest? Als das Erbarmen Gottes dein Leben verändert hat? Wie dein Lebensdurst durch seine Güte gestillt wurde? Und wie sich eine nie gekannte Freude den Weg durch deine schmerzende Seele gebahnt hat?

Es ist gut, daran zurückzudenken. Warum? Weil es dich dankbar und glücklich macht. Weil du dadurch wieder ganz frisch spürst, was du durch Jesus geschenkt bekommen hast. Denn wenn wir die gute Nachricht von Weihnachten verstehen wollen, müssen wir begreifen und fühlen, wie schlimm die Situation vorher war. Wir müssen uns unserer dunklen Vergangenheit stellen. Uns erneut sehen, wie wir früher waren. Ohne ihn. Und wie wir von Gott beschenkt wurden, als er uns gerettet hat. Um unser Glück zu sehen, hilft es, uns neu bewusst zu machen, wie groß und gut Gott ist und was für ein Geschenk es ist, zu ihm zu gehören.

Die Bibel zeigt uns sehr genau, wie unser Zustand früher war. In Epheser 2 können wir noch einmal einen deutlichen Throwback erleben. Dort steht, dass wir aufgrund von unseren Verfehlungen und Sünden, die unser früheres Leben bestimmten, tot waren. Dass wir uns nach den Maßstäben dieser Welt gerichtet haben und sogar unserem Feind gefolgt sind. Dort steht, dass wir alle früher so gelebt haben und uns von den Begierden unserer eigenen Natur leiten ließen und einfach nur hoffnungslos egoistisch waren. Und mit diesem alten Wesen hatten wir alle nichts anderes verdient als Gottes Zorn.

Ganz schön heftig, wenn man sich diese Worte wieder neu ins Gedächtnis ruft, oder? Wie schnell ist man dabei, die Ursprungssituation zu verharmlosen. Allerdings ist das fatal. Denn wenn wir das tun, betrügen wir uns selbst. Wir machen uns etwas vor. Ja, es ist nicht besonders schmeichelhaft, was da über uns gesagt wird. Wir hören so etwas überhaupt nicht gern. Allerdings ändert das nichts daran, dass diese Worte die Wahrheit sind. Und die Wahrheit tut manchmal weh. Aber sie schenkt auch Befreiung.

Und damit sind wir wieder genau bei der Freude angekommen. Denn wirklich freuen können wir uns nur, wenn wir verstanden haben, woher wir kommen. Wir müssen uns unsere missliche Lage vor Augen malen, um Gottes Gnade und Vergebung verstehen und wertschätzen zu können. Solange ich mir selbst einbilde, nicht soooo sehr verloren und am Ende gewesen zu sein, werde ich auch nie die Fülle von Freude erleben können, die Jesus mir anbietet. Je deutlicher mir die Schere zwischen meiner Schuld und seiner Gnade bewusst wird, desto glücklicher und dankbarer werde ich.

Im Licht unserer zweifelhaften Vergangenheit scheint das Wunder von Weihnachten umso heller und erfüllt unsere Dunkelheit mit umso strahlenderem Hoffnungslicht. Denn Jesus kam zu uns, um uns zu retten, obwohl wir doch eigentlich nur Zorn, Strafe und Tod verdient hätten. Einfach nur aus Liebe. Seine unglaubliche Liebe ist so groß, dass er uns von allem befreit. Statt Tod gibt er Leben. Statt Einsamkeit seine Liebe. Statt Verlorenheit in dieser Welt einen Platz in der himmlischen Welt, weil wir mit Jesus Christus verbunden sind. Und statt Ketten, die uns halten, eine glänzende Krone auf unserem Kopf.

Ja, es ist wahr: Du bist gekrönt! In Psalm 103,4 heißt es: „Er rettet dich mitten aus Todesgefahr, krönt dich mit Güte und Erbarmen." Was für ein wundervolles Bild, oder? Wir sind nicht nur aus Verlorenheit und Sünde gerettet wie ein freigekaufter Sklave, sondern darüber hinaus haben wir auch noch die Würde von Königskindern erhalten und dürfen entsprechend gekrönt sein.

Ist dieser Gegensatz nicht unglaublich? Von Liebe suchend zu Liebe findend. Von Durst und Leere zu frischem lebendigem Wasser in Fülle. Vom Waisenkind zum Königskind. Von staubigen Füßen und gesenktem Blick zu strahlender Königswürde.

Du bist gekrönt! Fühlst du das glatte Gold deiner Gnadenkrone? Während du über die Schönheit der glitzernden Edelsteine des Erbarmens staunst, kannst du dich daran erinnern, was Jesus in deinem Leben getan hat und wie er dich beschenkt hat. Wie er dein verdurstendes Herz mit seiner Liebe und echtem Leben gefüllt hat. Dadurch zeigt er, wie überwältigend groß seine Gnade und seine Güte sind.

Wir haben uns nicht selbst gerettet, unsere Rettung ist ein Geschenk an uns. Das größte Weihnachtsgeschenk.

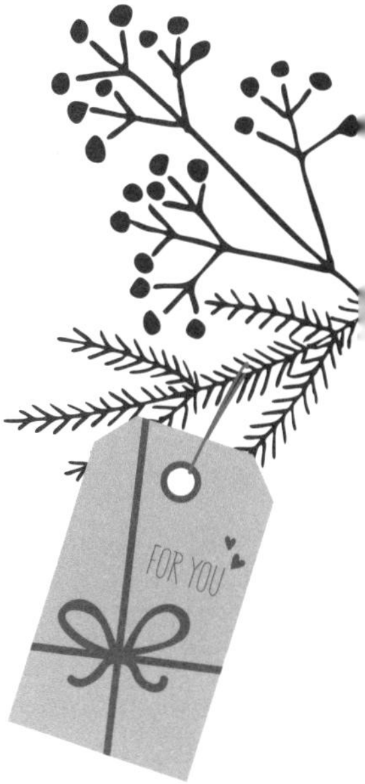

Fun-Event der Woche

Weihnachtsdekoglanz

Unsere Familie hat schon seit einigen Jahren eine wunderschöne Adventszeit-Tradition. An einem der Adventssamstage stürzen wir uns in den Weihnachtstrubel der Stadt. Aber: ohne etwas zu erledigen. Einfach nur zum Genießen.

Wir schlendern über den Weihnachtsmarkt und staunen über die Dekoration und Kunstfertigkeit der ganzen Weihnachtsbuden. Und damit meine ich nicht die zum Verkauf angebotenen Waren. Ich meine tatsächlich die Holzhütten selbst. Ist dir schon einmal aufgefallen, wie viele wunderschöne Details dort zu finden sind? (Unser Favorit ist definitiv eine kleine Weihnachtsmannfigur, die auf einem Fahrrad immer zwischen zwei benachbarten Buden hin- und herfährt ...). Oder all die Lichter-Dekorationen oder lustigen Arrangements, die nur für die Kinder aufgestellt oder organisiert werden. All das nimmt man meist überhaupt nicht wahr, wenn man von Geschäft zu Geschäft hetzt und in Gedanken nur um seine Shoppinglist kreist.

Wie wäre es, wenn du dir dieses tolle Adventserlebnis auch einmal gönnst? Nimm dir einen Samstag frei und genieße mit deiner Family oder mit Freunden einen Nachmittag in der Stadt. (Kleiner Tipp: Am schönsten ist es natürlich, wenn es dann schon dunkel ist, damit man das ganze Geblinke auch wirklich sieht.)

Du bist getragen

4. DEZEMBER

„Kommt alle her zu mir, die ihr müde seid und schwere Lasten tragt, ich will euch Ruhe schenken."

Matthäus 11,28

Meine Freundin,

du bist mir so wertvoll. Wusstest du das eigentlich? Dein Leben zählt unendlich viel. Du bist für mich nicht nur eine von vielen. Du bist besonders in meinen Augen. Du bist mein. Und ich liebe dich mit einer Liebe, die keine Grenzen kennt. Du gehst bei mir nicht unter. Ich sehe dich. Ich kenne dich. Und ich sorge gut für dich. Ich weiß genau, was du jeden Tag leistest. Wie sehr du dich manchmal für andere aufreibst. Und immer wieder gibst und gibst. Und dieses dienende Herz ist einfach nur wunderschön. Du bist so ein Segen für andere, wenn du ihnen deine Liebe verschenkst.

Aber weißt du: Auch du darfst ruhen. Auch du darfst mal auftanken und dich erholen. Pausen sind so wichtig. Ohne sie kannst du nicht lange durchhalten. Ein Leben in Fülle hat seinen Startpunkt darin, dass du zur Ruhe bei mir kommst. Du brauchst diese Momente der Stille bei mir. Des Alleinseins. Um wieder aufzutanken in meinen Armen.

Ich weiß, dass es dir nicht leichtfällt, dich aus allem mal rauszuziehen. Allem mal kurz zu entwischen, für einen kleinen Moment für dich. Aber ich möchte, dass du dich von mir tragen lässt. An jedem Tag, aber ganz besonders an den herausfordernden Tagen. Du musst das nicht alles alleine schaffen. Denn du hast mich. Und ich möchte dir gerne zusprechen: Du darfst dir diese Ruhemomente nehmen. Sie sind so wichtig.

Ohne Pausen wirst du irgendwann ausbrennen. Und das war nie mein Plan für dich. Mein Plan für dich ist Freude an mir, ein Leben, das dich erfüllt, weil es in mir verwurzelt ist. Indem du meine Nähe genießt und in meiner Liebe aufblühst. Ein Leben mit mir schenkt eine tiefe Freude, die mit nichts zu vergleichen ist. Und dieses Leben an meiner Seite besteht nicht nur daraus, dass du tust, tust und noch mal tust. Sondern dass du bist. Dass du ruhst in meiner Liebe zu dir. Du darfst diese Liebe einfach genießen. Dich beschenken lassen. Einfach sein. Denn ich kümmere mich um alles.

Ich lade dich ein. Mit offenen Armen. Komm zu mir! Laufe zu mir mit allem, was dich belastet und dich niederdrückt. Denn ich will dir Ruhe schenken. Gib mir deine Sorge darum, wie die Familienweihnachtsfeier werden wird, wenn alle Gemüter wieder so schnell in Rage geraten und die Atmosphäre innerhalb von Minuten kippt. Oder das Gespräch mit den Omas und Opas über die Weihnachtsgeschenke der Kinder, das noch aussteht. Ich weiß, wie schwer es dir im Magen liegt, das Thema mit den Geschenkebergen anzugehen, die deine Kinder in diesem Jahr einmal nicht bekommen sollen. Genauso wie die vielen Weihnachtsfeiern und Aktivitäten, die noch auf dich warten, obwohl du den Terminkalender doch dieses Mal nicht so vollpacken wolltest. Oder das Gefühl der Einsamkeit, das dich manchmal überfällt, weil du glaubst, so vieles alleine schaffen zu müssen.

Ich lade dich ein. Gib mir diese Lasten. All deine To-do-Listen. Alle kleinen und großen Dinge, die noch erledigt werden sollen und müssen. Gib mir deine Sorgen und Nöte. Und lass dich im Gegenzug von mir erfrischen und stärken.

Denn bei mir kannst du wirklich zur Ruhe kommen. Bei mir kannst du auftanken. Nur in meiner Gegenwart findest du wirklich Frieden.

Gönne dir jeden Tag deine Sofapausen mit mir. Und du wirst sehen, wie gut es dir tun wird. Wie sich auf einmal viele Dinge in die richtige Perspektive verschieben. Denn weißt du, so viele Dinge, die dich gerade in der Weihnachtszeit so auf Trab halten, sind eigentlich so nebensächlich. Und andere hingegen sind von großer Wichtigkeit, die auf den ersten Blick vielleicht so unscheinbar wirken und Jahr für Jahr im Trubel der Saison untergehen. Zeit in meiner Nähe wird dir helfen, das eine vom anderen zu unterscheiden.

Und gleichzeitig findest du bei mir die Kraft, die du brauchst, um Veränderungen anzugehen. Um die Adventszeit wieder zu dem zu machen, was es eigentlich einmal war: ein freudiges Erwarten. Eine Vorfreude. Freude über meine Liebe zu dir. Freude über die Errettung, die ich schenke. Freude über unsere Liebesgeschichte. Die Weihnachtszeit hat ihr Ziel darin, dass du zur Ruhe kommst und dich über mich freust. Dich erholen kannst in meiner Liebe. Nicht darin, dass du durch die Geschäfte hetzt, um noch schnell alle Geschenke rechtzeitig zu besorgen. Geschenke, die eigentlich sowieso so nebensächlich sind. Denn das wichtigste Geschenk bin ich und der Frieden und die Freude, die ich mitbringe.

Beginne doch in diesem Jahr ganz neu damit, Weihnachten wieder zu dem zu machen, was es eigentlich ist: mein Fest. Feiere ausgelassen, dass ich in die Welt gekommen bin, um Erlösung zu schenken. Freue dich an meiner Liebe zu dir. Ein schöneres Weihnachtsfest kannst du gar nicht haben. Genieße die Ruhe und das Ankommen bei mir. Ich werde dich erfrischen. Dir wieder neue Kraft geben und dich mit meiner Freude füllen. Denn du bist mir so wertvoll!

Dein Jesus

Du bist errettet

5. DEZEMBER

Er verzichtete auf alle seine Vorrechte und stellte sich auf dieselbe Stufe wie ein Diener. Er wurde einer von uns – ein Mensch wie andere Menschen.

Philipper 2,7

Es ist einfach nur unglaublich, was für einen wundervollen und liebenden Gott wir haben. Ein Gott, der seine Herrlichkeit zurücklässt, um wie eins seiner eigenen Geschöpfe zu werden und uns zu erretten. Ich merke, dass ich diese Wahnsinnsbotschaft schon so oft gehört habe, dass mir das Wunder, das darin steckt, in seiner tiefen Bedeutung immer wieder abhandenkommt. Ich merke, dass ich mich irgendwie zu sehr daran gewöhnt habe. Oft verlerne ich das Staunen über meinen einzigartigen Gott.

Geht es dir auch manchmal so? Wünschst du dir ganz neu diese Freude über die Rettung, die Jesus schenkt? Wünschst du dir neu Begeisterung über deinen Gott? Wenn ja, dann lass uns doch zusammen darüber nachdenken, wer eigentlich unser Herr ist. Wie er handelt. Wie er liebt. Was er sagt. Ich glaube, dass es so wichtig ist, sich immer wieder diese Gedanken zu machen, um nicht zu vergessen, mit was für einem Wunder wir eigentlich beschenkt sind. Was das Geniale an Weihnachten überhaupt ist.

Wie ist Gott? Wie ist Jesus? Eine wundervolle Beschreibung über den Charakter unseres Gottes finden wir im zweiten Kapitel des Philipperbriefes. Dort heißt es, dass Jesus, der Gott in allem gleich war und auf einer Stufe mit ihm stand, seine Macht nicht zu seinem eigenen Vorteil ausnutzte. Sondern sich sogar absolut gegenteilig verhielt. Dass er tatsächlich dazu bereit war, auf alle seine Vorrechte zu verzichten, und sich freiwillig auf dieselbe Stufe wie ein Diener stellte. Er wurde einer von uns. Er wurde ein Mensch, so wie wir es sind.

Ist das nicht absolut unglaublich? Das mächtigste Wesen, das das Universum und alles überhaupt erschaffen hat, wird so klein wie ein Baby. Wie viel Gehorsam Jesus das gekostet haben muss – nicht erst am Kreuz! Der Königssohn verließ die Herrlichkeit des Vaters, die Schönheit und Geborgenheit des Vaterhauses, kam in die dreckige, gefährliche Welt und lieferte sich als hilfloses Baby den Menschen total aus. Als Baby konnte er noch nicht einmal dafür sorgen, dass er wenigstens überlebte. Nein, er war darauf angewiesen, dass andere ihn am Leben hielten. Und das war auch nötig, denn es gab von der ersten Minute an Menschen, die ihn umbringen wollten. Und das blieb sein Leben lang so. Trotzdem wählte Jesus diesen Weg – für uns. Diese Demut und hingegebene Liebe sind unbegreiflich.

Aber das war noch lange nicht alles. Jesus war bereit, noch tiefer zu gehen als ein kleines menschliches Baby. Es heißt im Bibeltext weiter, dass er sich noch mehr erniedrigte. Dass er sogar den Tod auf sich nahm. Und nicht irgendeinen schnellen Tod. Er starb einen furchtbaren Tod. Er starb am Kreuz wie ein Verbrecher.

Wenn ich so darüber nachdenke, dann ist das alles eigentlich undenkbar. Wie kann es sein, dass jemand so sehr liebt, dass er bereit ist, das zu tun? Es übersteigt meine Vorstellungskraft. Ich kann nur staunen. Und unendlich bis in alle Ewigkeiten dafür dankbar sein.

Ich lade dich ein, dich von diesem Wunder von Weihnachten ganz neu ergreifen zu lassen. Lass nicht zu, dass wieder eine Weihnachtszeit vorübergeht, in der du dir mehr Gedanken um Termine, Shopping und Rezepte machst als über unseren großen Gott. Was könnte alles passieren, wenn wir Christen ganz neu anfangen, darüber zu staunen, was an Weihnachten eigentlich geschehen ist?

Wie wäre es, wenn du dir einen Notizblock nimmst und aufschreibst, was Weihnachten alles bewirkt hat? Dadurch wird dir die Bedeutung dieses Festes ganz lebendig vor Augen geführt. Und wie wäre es, wenn du diese besondere Zeit des Jahres als Chance nutzt, um anderen von deinem wundervollen Gott zu erzählen, der sich nicht zu schade war, um für dich alles zurückzulassen? Wie würde sich das geistliche Klima in deinem Umfeld verändern, wenn du deinen Retter-Gott ganz neu zum echten Zentrum des Geschehens machst?

Es gibt keine bessere Botschaft. Weder für die Welt noch für unser eigenes Herz: Wir dürfen in die Arme des großen und wunderbaren Gottes laufen, der liebt und allmächtig ist, gnädig und barmherzig. Je mehr wir wissen, wie Jesus eigentlich ist, desto mehr wollen wir ihn kennenlernen, ihm vertrauen, zu ihm gehören und ihm nachfolgen. Denn er allein gibt Fülle, Sinn und Freude!

Jesus gab uns
das Leben,
damit wir Freude
am Leben finden –
nicht nur funktionieren
und versuchen
zu überleben.

Joyce Meyer

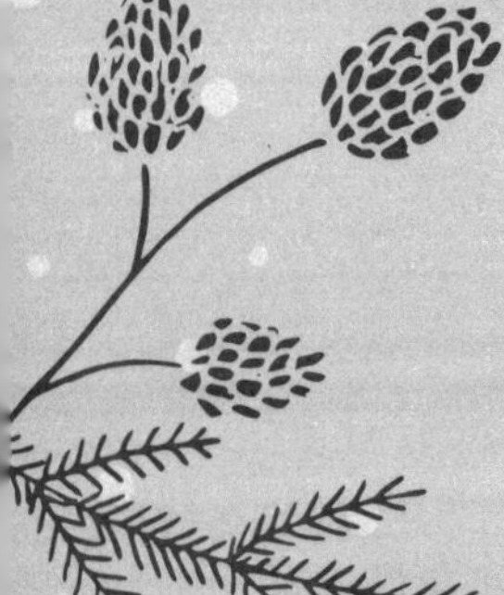

Du bist eingeladen

6. DEZEMBER

„Denn so viel der Himmel höher ist als die Erde, so viel höher stehen meine Wege über euren Wegen und meine Gedanken über euren Gedanken."

Jesaja 55,9

Meine Wunderbare,

wusstest du, dass ich einen wundervollen Plan für deine Zukunft habe? Dass ich atemberaubende Träume für dein Leben habe? Ich wünsche mir so viel mehr als nur ein trauriges oder langweiliges Nullachtfünfzehn für dich. Mehr als den täglichen Trott. Mehr als das, was man normal nennt.

Und ich möchte dich einladen. Einladen zu meinen Träumen für dein Leben. Glaube nicht der Meinung, dass Reisen, Karriere, Geld, Ansehen, ein hübsches Häuschen oder der Traumpartner dich wirklich glücklich machen und erfüllt leben lassen. Ja, nach außen hin wirkt das alles bewundernswert. Aber ist es das wirklich? Schau dir einmal die Menschen genau an, die all das haben. Sind sie wirklich aus tiefster Seele glücklich? Strahlen ihre Augen mit Zufriedenheit und Erfüllung? Auch wenn der Glanz nach außen schimmert: Der Lebenshunger innerlich bleibt und wurde nicht gestillt.

Aber ich kann diesen Lebenshunger stillen. Bei mir kannst du satt werden. Bei mir findest du das wahre Glück. Ich gebe dir wahre Freude! Du brauchst keine Lebensumstände, die sich zu deinen Gunsten entwickeln. Du brauchst mich. Du brauchst deine perfektionierten Lebenspläne nicht, um glücklich zu sein. Du darfst mir vertrauen. Du darfst deine Pläne in meine Hände legen und staunen, welche Pläne ich für dich habe und was ich daraus entstehen lassen kann.

Ich weiß, dass das ein großer Vertrauensakt für dich ist. Dass es dir nicht so leichtfällt, dich auf meine Pläne für dein Leben einzulassen. Aber du kannst dir sicher sein: Es lohnt sich. Du wirst es niemals bereuen, sondern immer nur staunend zurückblicken und dich fragen, wie all das möglich sein konnte.

Denn ich entwerfe die besten Lebenspläne. Es gibt nichts Schöneres, als eine Liebesbeziehung mit mir zu genießen. Mit mir wird das Leben reich. Und abenteuerlich. Weil meine Pläne größer sind als deine Pläne und meine Gedanken über dein Leben so viel größer und weiter sind als deine eigenen Überlegungen.

Vielleicht sagst du dir: „Ich habe versagt. Meine Träume sind hin. Ich habe zu viele falsche und schlechte Entscheidungen getroffen. Ich habe zu viel Schuld auf mich geladen. Ich bin unbrauchbar für Gott."

Glaube mir: Es ist nie zu spät für mich. Ich möchte dir zusprechen: Ich habe so viel mehr für dich im Sinn, als du dir vorstellen kannst. Aus den Splittern deines Lebens mache ich große Kunstwerke, die du heute vielleicht noch nicht erkennst und nicht verstehst. Deine Träume sind meistens so klein, so kurzfristig gesehen. Meine Träume für dein Leben haben Ewigkeitsperspektive. Und mit dieser Ewigkeitsperspektive bekommt das ganze Leben, aber auch jeder einzelne Tag auf einmal unendlich viel Sinn.

Ich schreibe Geschichte mit Gotteskindern. Durch sie verändere ich die Welt. Sie sind es, die gegen Ungerechtigkeit aufstehen. Die denen eine Stimme geben und für die sprechen, die es selbst nicht können. Gottes Söhne und Töchter sind es, die mutig Leben vor dem Verlorensein retten. Die aufstehen, wenn andere lieber sitzen bleiben.

Ja, das alles ist nicht immer einfach. Es ist oft sogar ziemlich unbequem. Aber es ist ein Abenteuer. Ein Abenteuer, das sich lohnt. Eins, das dein Leben auf den Kopf stellt. Und eins, das dir so viel Sinn und Freude schenken wird. Weil du weißt, dass du deine Kraft, deine Zeit und dein Herz für das Richtige hingibst. Ein Abenteuer mit mir.

Deshalb sorge dich nicht um deine Zukunft, sondern lass dich einladen und freue dich über das, was ich für dich plane. Ich werde es gut machen. Vertraue mir! Ich liebe es, dich mit den besten Dingen zu überraschen.

Jesus

Das Geschenk auspacken

Wie kann ich ein Leben in Fülle leben?

Du hältst das wundervollste Geschenk nun in deiner Hand. Vorsichtig begutachtest du es von allen Seiten. Du rüttelst vorsichtig und schätzt das Gewicht des Inhaltes ein. Deine Fantasie beginnt sich zu regen. Aufregung und Spannung steigen. Was kann nur darin sein? Wirst du es lieben? Oder eher enttäuscht sein? Unschlüssig zupfst du am Geschenkbändchen. Was, wenn es etwas ist, was du gar nicht haben willst? Solltest du es jetzt wirklich öffnen? Oder lieber später?

Lebe deine Bestimmung

7. DEZEMBER

Der, der euch beruft, ist treu;
er wird euch ans Ziel bringen.

1. Thessalonicher 5,24

In den letzten Tagen haben wir uns viel damit beschäftigt, was ein Leben in Fülle bedeutet. Allein das zu wissen, verändert unser Leben aber noch nicht. Es ist an uns, immer wieder Schritte hin zu Jesus zu gehen und das Geschenk anzunehmen.

Möchtest du es jetzt auspacken? Dich voller Begeisterung und Neugier auf das Geschenkpapier stürzen? Oder legst du das Päckchen freundlich lächelnd erst mal im Regal ab? Das kann so leicht passieren. Ich merke bei mir immer wieder, wie ich mich von vielen Dingen ablenken lasse und meine Beziehung zu Jesus hintanstelle. Und damit das Geschenk eines leidenschaftlichen Glaubens beiseiteschiebe.

Manchmal können uns auch Angst vor dem Unbekannten oder Gefühle der Unsicherheit viele Jahre lang davon abhalten, uns auf das Leben in Fülle und Freude einzulassen. Aber wie schade wäre das … Möchtest du wirklich die größte Erfüllung deines Walks mit Jesus verpassen, weil dir so viele Dinge einfallen, die dagegenzusprechen scheinen? Weil dich das Alte und dadurch Vertraute zurückhält? Ist es das wirklich wert?

Versteh mich nicht falsch: Wir sitzen im selben Boot.

Ich fange regelmäßig an, etwas unsicher auf der Stelle zu trippeln, weil mich die Angst vor dem nächsten Schritt überkommt, den Gott mit mir gehen möchte. Ich bin überhaupt kein mutiger Typ. Ich staune regelmäßig, was andere Männer und Frauen Gigantisches leisten. Meine eigene Unsicherheit und Begrenztheit werden mir in solchen Momenten mehr als bewusst. Und gleichzeitig nährt das die Versuchung, lieber doch alles sein zu lassen.

Ich kann dir gar nicht sagen, wie oft ich an dem Punkt war, dass ich meine Termine, auf Events zu sprechen, am liebsten allesamt geschmissen hätte. Einfach, weil mich all das unglaublich herausfordert. Weil es einen riesigen Schritt heraus aus meiner Komfortzone bedeutet. Ich fühle mich nämlich um einiges wohler, wenn ich in den Reihen sitzen und zuhören kann, als wenn ich herausgefordert bin, auf der Bühne im Rampenlicht zu stehen und selber zu sprechen.

Und doch spüre ich immer wieder, wie Gott jetzt gerade diesen Weg mit mir gehen möchte. Und ich spüre auch, wie er mich liebevoll an die Hand nimmt und mit mir geht, wenn meine Knie weich und der Magen flau werden. Ja, es fällt mir total schwer. Aber ich möchte mich nicht von meiner Angst bestimmen lassen. Ich will nicht, dass meine Angst oder mein Bedürfnis nach Sicherheit mich von Gottes Plan in meinem Leben abhalten. Und selbst wenn ich in schwachen Momenten all das fallen lassen und mich verkriechen möchte, so kann ich mich auf Gottes starke Arme stützen, die mich halten und mir Kraft und Mut und Freude schenken.

Im Leben gibt es immer wieder Punkte, wo wir eingeladen sind, Altes zurückzulassen und Jesu neuen Wegen zu folgen. Und ich glaube, jede von uns bekommt an dem ein oder anderen Punkt weiche Knie, wenn es darum geht, etwas

Neues zu beginnen. Aber wenn wir in seiner Kraft dennoch einen kleinen Schritt nach vorne wagen, können wir schon einen Schimmer vom Großen erahnen. Alles Große beginnt im Kleinen. Wir werden nicht auf einmal aufwachen und uns auf dem Gipfel des Berges wiederfinden. Ein Berg will Schritt für Schritt erobert werden. Das Ermutigende dabei ist, dass jeder Schritt zählt. Egal wie zittrig oder klein er auch sein mag.

Was möchte Gott in deinem Leben wirken? Was möchte er durch dich in dieser Welt tun? Was ist deine Bestimmung? Pack diesen Plan Gottes aus! Pack die Kraft Jesu in deinem Leben aus. Lass Jesus reden und dich beeinflussen.

Meine Liebe, lass nicht zu, dass Angst vor dem Unbekannten oder Gemütlichkeit dich abhalten. Das ist es nicht wert. Ja, es wird bestimmt nicht immer einfach sein und es wird dir alles abverlangen, aber es wird dich auch mit der größten Erfüllung und Freude beschenken. Es lohnt sich so sehr, den Schritt ins Unbekannte zu wagen. Das Geschenk, das vor dir liegt, auszupacken. Also, was hindert dich noch? Ran ans Geschenkpapier …

Geheimnis, Abenteuer und Freude des christlichen Glaubens kann nur erfahren, wer sich wirklich vollständig Gott hingibt.

Bill Hybels

Lebe dein Abenteuer

8. DEZEMBER

Und Josua sprach zu den Israeliten: „Wie lange zögert ihr noch, hineinzugehen und das Land einzunehmen, das euch der Herr, der Gott eurer Väter, gegeben hat?“

Josua 18,3

Meine Kämpferin,

ich habe so viel für dich vorbereitet. So viel mehr, als du dir vorstellen kannst. So viel Freude wartet auf dich. Es gibt so viel zu entdecken und zu erleben.

Mein Geschenk für dich ist wie ein neues Land, das es zu erobern gilt. Das Glaubensland, das du bis jetzt betreten hast, ist noch lange nicht alles. Es gibt noch so viel mehr Territorium, das du einnehmen darfst. Ich selbst habe ein Land für dich vorbereitet, das überreich ist. Überreich an Gnade, an Segnungen, an Freude. Ein Land, in dem du mich gewaltig erlebst. Meine Nähe spürst. Von Frieden und Ruhe erfüllt bist.

Genauso hatte ich auch für mein Volk hier auf der Erde ein wundervolles Land ausgesucht. Es ist ein Land der Fülle.

Ein Land, in dem Milch und Honig fließen. Auch für sie hatte ich Freude geplant. Und Nähe zu mir. Aber sie mussten sich aufmachen und dieses Land erobern. Sie mussten Sklaverei und harte Arbeit in Ägypten mutig verlassen, ja sogar fliehen. Sie mussten ihre bequemen Zelte in der Wüste verlassen und sich dem Kampf um das neue, gute Land stellen.

Das verheißene Land wurde ihnen nicht einfach auf dem Silbertablett serviert. Es hat sie etwas gekostet. Es musste erkämpft werden. Es brauchte ihr absolutes Vertrauen auf mich, den einen, dem nichts unmöglich ist. Denn an meiner Seite, an der Seite ihres Gottes, der sie durch viele Wunder befreit, versorgt und beschützt hat, kann man neues Land mutig einnehmen.

Doch wer stellt sich schon gerne dem Kampf? Wer lässt schon gerne die Gemütlichkeit zurück, wenn Anstrengung und Unbekanntes auf ihn warten? Also zögerte mein Volk. Aber dieses Hinauszögern kostete etwas. Es brachte den Israeliten eine Menge Probleme. Und das, obwohl auf der anderen Seite so viel Freude auf sie wartete.

Das Hinauszögern kostet auch dich etwas. Du bringst dich um dieses Leben in Fülle, das ich für dich geplant habe. Du verpasst die unvergleichliche Freude, die ein Leben in meiner Nähe mit sich bringt.

Ein überreiches Leben wartet auf dich. Aber du musst dich aufmachen. Aktiv werden. Du musst immer wieder bereit sein, deinen Wohlfühlbereich zu verlassen. Einen Weg zu gehen, den du noch nicht kennst. Der dir vielleicht sogar ordentlichen Respekt einflößt. Du musst das Land einnehmen. Das Land, das ich für dich vorbereitet habe. Du musst mein Geschenk für dich öffnen.

Vielleicht fragst du dich, was genau das eigentlich bedeutet? Was ist das verheißene Land für dich? Dein verheißenes

Land ist ein Leben in immer größerer Nähe und immer größerem Vertrauen zu mir. Ein Leben, in dem du mich erlebst. Starke Glaubenserfahrungen machst. Ein Leben mit Ziel und Ausrichtung. Mit Sinn erfüllt.

Es bedeutet für dich, eine Aufgabe zu haben. Etwas, das dir Freude macht und dich begeistert. Deine Gaben auszupacken und für andere einzusetzen. Zu erleben, dass dein Einsatz zählt.

Es bedeutet pure Lebensfreude. Lebensfreude, die ich für dich bereithalte. Die auf dich wartet, wenn du dein Land einnimmst. Und ja, es bedeutet auch das ein oder andere Tränental. Solange du auf dieser Erde bist, wird leider nie alles perfekt und Friede, Freude, Eierkuchen sein. Vieles muss erkämpft werden. Aber du bist mit deinen Kämpfen niemals allein. Ich bin an deiner Seite und führe dich liebevoll. Ich werde dich nie verlassen, selbst wenn manchmal alles so schwer ist und du dich fragst, wo ich eigentlich gerade bin.

Das Land, in das ich dich führen möchte, bedeutet, dass du dich nicht mehr einsam fühlen musst. Mein Plan für dich war nie, dass deine Seele im Trott und der Einsamkeit verkümmert. Dass du mutlos bist und dich fragst, ob ich mich überhaupt für dich interessiere. Ob ich wirklich eingreifen könnte in deinem Leben. Ich habe Liebe und Gemeinschaft für dich geplant und nicht Einsamkeit. Ich will dir Sinn geben und nicht Verzweiflung. Ziel statt Chaos. Perspektive statt Hoffnungslosigkeit. Freude statt Trauer. Mein Plan für dich ist ein Leben in meiner Nähe. Ein Leben tief in meinem Willen. Nah an meinem Herzen.

Das Land einnehmen bedeutet, dass du mein Geschenk für dich öffnest. Dass du deinen Platz an meiner Seite einnimmst. Dass du zu dem Ort kommst, zu dem ich dich bestimmt und gerufen habe. Indem du mich mit ganzem Herzen suchst. Ich dränge mich dir nie auf. Ich bin durch und durch ein Gentleman. Aber ich lasse mich von dir finden, wenn du mich suchst. Wenn du dich nach mehr von mir sehnst, dann wirst du mich finden. Meine Nähe erleben.

Es ist mir so wichtig, dass du deinen Platz einnimmst. Dass du dein verheißenes Land einnimmst. Und damit die wundervolle Freude und Erfüllung erlebst, die bei mir auf dich warten.

Vielleicht fühlst du dich jetzt etwas erschlagen von der Herausforderung. Deshalb möchte ich dich ermutigen: Das Ziel ist es wert. Und eigentlich ist sogar der Weg schon das Ziel. Denn mit jedem kleinen Schritt weiter in dein verheißenes Land kannst du ein Stück mehr von unserem Zweier-Glück erleben. Setze einfach treu einen Fuß vor den anderen. Ich freue mich so über dich und jeden kleinen weiteren Zentimeter.

Und erinnere dich immer daran: Ich habe dir dieses Land bereits gegeben. Ich habe es für dich schon erobert und vorbereitet. Deshalb darfst du mir nun dorthin nachfolgen und in meinen Fußspuren laufen.

Dein Jesus

Deine Zukunft
liegt immer auf
der anderen Seite
deiner Angst.

John Stickl

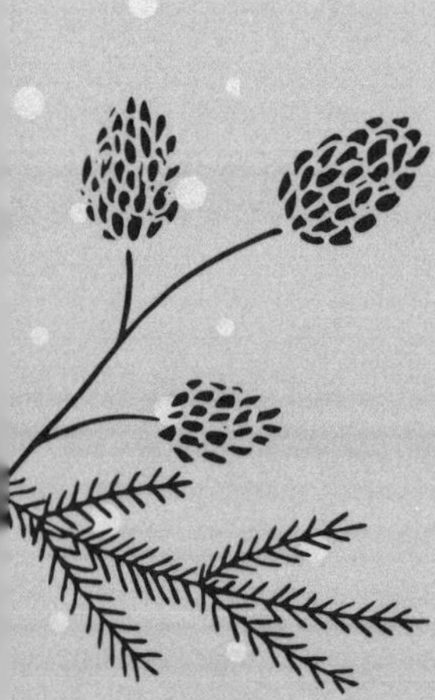

Lebe Glauben

9. DEZEMBER

Verlass dich nicht auf deinen eigenen Verstand, sondern vertraue voll und ganz dem Herrn!

Sprüche 3,5

Bitte was? Wie soll das denn gehen? Das macht doch überhaupt keinen Sinn. So etwas hat es doch noch nie gegeben. Es ist auch einfach unmöglich!

Es liegt sehr nahe, sich vorzustellen, dass Maria irgendetwas in dieser Art gedacht hat, als der Engel ihr ankündigte, dass sie – eine Jungfrau – schwanger werden würde. Bestimmt wollte ihr Verstand am liebsten Gottes Worten einen Korb geben. Einfach weil alles von vorne bis hinten keinen Sinn ergab.

Aber unfassbar: Maria reagierte anders. Sie verließ sich nicht auf ihren eigenen Verstand, sondern vertraute dem Herrn voll und ganz. Maria glaubte Gott, obwohl es aller Logik widersprach. Dadurch durfte sie Teil des größten Wunders der Geschichte werden.

Was wäre gewesen, wenn sie Gott nicht vertraut hätte? Wenn sie Nein zu seinem Plan gesagt hätte? Sich vor der Herausforderung gescheut hätte und lieber die Gemütlichkeit und das Normale, Bekannte gewählt hätte? Das wäre menschlich ja mehr als verständlich gewesen. Ich weiß nicht, ob ich von so einer Engelsbotschaft so begeistert gewesen wäre …

Auch wenn wir zu anderen Dingen berufen sind als Maria: Es erfordert Glauben, auf Gottes Ruf zu hören und die ersten Schritte in ein neues Land zu gehen. Immer wieder wirst du in deinem Leben in Situationen kommen, in denen dein Glaube herausgefordert wird. Dein Verstand wird dir eintrichtern, dass es absolut verrückt und unvernünftig ist, diesen Weg einzuschlagen. Er wird versuchen, dich dazu zu bringen, umzukehren und dich wieder an sicherere Orte zu bewegen. Wie kann es denn auch richtig und vernünftig sein, Dinge zu tun, die keinen Sinn ergeben?

An sich ist unser Verstand etwas Megagutes. Etwas, das uns Gott geschenkt hat, um weise Entscheidungen zu treffen und gut zu leben. Und in der Regel ist es absolut sinnvoll, wenn wir uns Gedanken machen und Entscheidungen nicht überstürzt oder unklug treffen. In der Regel.

Aber es gibt Ausnahmen. Und um die geht es hier. Du wirst wahrscheinlich nicht jeden Tag vor Glaubensherausforderungen gestellt. Aber manchmal eben doch. Und dann gilt es, Jesus zu vertrauen, obwohl vieles keinen Sinn macht. Obwohl dein Verstand dir etwas anderes sagt.

Aber ganz im Ernst: Kann ich mich wirklich immer auf meine eigene Intelligenz verlassen?

Mein Verstand ist so begrenzt. Ich weiß nicht, wie es bei dir ist, aber ich hab schon keine Ahnung davon, wie das Internet funktioniert oder wie man einen Rasenmäher baut. Wie sollte ich dann den Durchblick bei so viel komplexeren Dingen wie meinem Leben haben? Wie sollte ich mich ausschließlich auf meinen Verstand verlassen können? Gerade dann, wenn so viel auf dem Spiel steht? Wenn superwichtige Entscheidungen getroffen werden müssen?

Ich habe den Durchblick nicht, den Gott hat. Er ist derjenige, der das Universum geschaffen hat und alles koordiniert. Er ist mehr als fähig, auch mein Leben zu koordinieren und etwas Wundervolles daraus zu machen. Ich darf mich bei ihm fallen lassen. Mich von ihm durch mein Leben tragen lassen. Weil er mich liebt und mir verspricht, bestens für mich zu sorgen. Weil er es so gut mit mir meint.

Aber wie kann ich denn konkret lernen, mehr Vertrauen zu haben? Wenn du nach Möglichkeiten suchst, deinen Glauben zu stärken, dann gibt es ein paar Dinge, die dir helfen können:

Du darfst Gott bitten, dir mehr Glauben zu geben und dir zu helfen zu vertrauen. In 1. Johannes 5,14 steht: „Deshalb dürfen wir uns auch darauf verlassen, dass Gott unser Beten erhört, wenn wir ihn um etwas bitten, was seinem Willen entspricht." Ist das nicht eine unglaubliche Zusage? Wenn du Gott um etwas bittest, was seinem Willen entspricht (und ihm mehr zu vertrauen zählt so was von dazu!), dann darfst du dich darauf verlassen, dass er dieses Gebet auch erhört. Mega.

Eine weitere tolle Möglichkeit ist es, dich mit Menschen zu umgeben, die einen starken Glauben haben und dich in deinem Glauben ermutigen und anfeuern. Das kann so ein unglaubliches Sprungbrett sein; man passt sich nämlich automatisch den Menschen an, die einen umgeben.

Du kannst auch einfach damit beginnen, kleine Schritte zu gehen. Gott in kleinen Dingen zu vertrauen. Das wird deinen „Glaubensmuskel" trainieren und immer stärker machen. Damit sammelst du praktisch Glaubenskraft, um Gott dann auch in schwerwiegenderen Situationen zu vertrauen.

Bitte verpasse nicht das, was Gott für dich bereithält! Ja, es erfordert Mut und eine Menge Vertrauen. Aber du stehst nicht alleine da. Du hast ihn an deiner Seite. Er möchte dich liebevoll und behutsam an seiner Hand in dein neues Land führen. Er möchte, dass du dein Geschenk wirklich auspackst und ihm vertraust, dass er es gut mit dir meint.

Meine Freundin, lass uns Maria zum Vorbild nehmen, wenn es darum geht, unserem Herrn rückhaltlos zu vertrauen!

Fun-Event der Woche

Weihnachts-geschichtenmarathon

Diese Woche wird's gemütlich … und nostalgisch. Bestimmt hast du einige Filme und Bücher, die du total mit der Weihnachtszeit in Verbindung bringst. Oft sind es ja nicht mal spezifische Weihnachtsgeschichten, aber dennoch gehören sie für uns irgendwie dazu, weil wir sie vielleicht immer als Kind zu dieser Zeit des Jahres gesehen haben: „Drei Haselnüsse für Aschenbrödel" vielleicht, „Der kleine Lord", „Kevin – Allein zu Haus" oder „Liebe braucht keine Ferien".

Und auch, wenn du jetzt nicht sofort an bestimmte Geschichten denkst: Dieses Jahr könnte vielleicht der Beginn einer neuen gemütlichen Adventstradition für dich, deine Freundinnen oder deine Familie sein: ein Weichnachtsgeschichtenmarathon. Versucht, alle eure liebsten Bücher und Filme innerhalb der Adventszeit als ganze Familie durchzusehen. Oder mit deinen Freundinnen oder als Pärchen.

Natürlich darf leckeres Essen hier nicht fehlen. Macht euch Popcorn und kuschelt euch für einen Heimkinoabend aufs Sofa. Oder bestell dir Pizza nach Hause und schmökere dich durch dein Lieblingsweihnachtsbuch. Willkommen, Nostalgie …

Lebe Gottes Träume

10. DEZEMBER

„Denn ich weiß genau, welche Pläne ich für euch gefasst habe", spricht der Herr. „Mein Plan ist, euch Heil zu geben und kein Leid. Ich gebe euch Zukunft und Hoffnung."

Jeremia 29,11

Meine Geliebte,

möchtest du meine Träume für dein Leben kennenlernen? Kannst du dir vorstellen, dich auf meine Führung einzulassen?

Ich kann verstehen, dass es immer wieder eine große Herausforderung für dich ist, mir zu vertrauen. Vielleicht wirst du das blöde Gefühl einfach nicht los, dass ich bestimmt Dinge plane, die du überhaupt nicht willst. Vor denen du vielleicht sogar Angst hast.

Wusstest du, dass die Angst davor, dass ich dein Leben ruinieren könnte, eine Folge davon ist, dass du mich nicht gut genug kennst? Es ist schwer, jemandem zu vertrauen, den man nicht gut kennt. So viel Unsicherheit kann sich einschleichen, wenn man daran zweifelt, bei jemandem gut aufgehoben zu sein. Wenn es dir also gerade schwerfällt, mir deine Lebensplanung anzuvertrauen, dann lade ich dich ein: Lerne mich besser kennen. Das ist ein wundervoller Weg, um die hohen Wellen deiner Sorgen und Ängste zur Ruhe zu bringen.

Glaub mir: Du bist bei mir in den besten Händen. Ich bin für dich. Immer. Niemals werde ich dich alleine lassen. Niemals zerstören. Niemals Leid schenken (auch wenn es zu meiner eigenen Trauer Teil dieser Welt geworden ist). Ich bin ein Gott der Hoffnung. Ein Gott, der eine neue Chance gibt. Einen Neustart schenkt. Egal, wie tief du festsitzt. Ich bin ein Gott, der aus Hoffnungslosigkeit und Verzweiflung errettet. Und dafür Perspektive und Freude in dein Herz gibt.

Noch mal lade ich dich ein: Lerne mich kennen! Erlebe, wie unendlich gut ich bin. Wie sehr ich dich liebe. Nimm dir Zeit, mich und meinen Charakter zu studieren. Wenn du nur einen Bruchteil von meiner Person, meiner Güte wirklich kennen würdest: Nie wieder würdest du in Ängste oder Sorgen verfallen.

Es gibt niemanden, der vertrauenswürdiger ist, als ich es bin. In meinem Wort kannst du mich kennenlernen. Dort kannst du sehen, wie ich bin. Wie ich versorge und trage. Wie ich aus tiefster Not errette. Und wie ich trotz schlimmster Umstände treu an deiner Seite bleibe. Wenn du Angst hast, mir zu vertrauen, dann lerne mich kennen. Es gibt keinen Ort, der sicherer für dich wäre, als in meinen Armen.

Es bedeutet so viel Freude und Erleichterung für dich, wenn du dein Leben vertrauensvoll in meine Hände legst. Es ist keine Strafe für dich, wenn ich dich dazu herausfordere, mir alles hinzugeben. Es ist ein Geschenk. Du musst dich nicht mehr um alles kümmern. Du musst diese vielen schweren Entscheidungen nicht allein schultern und tragen. Du darfst Kind sein. Du darfst dich an meine mächtige Schulter anlehnen. Dich entspannen. Und voller Freude meine Gegenwart genießen, weil du dich sicher und aufgehoben weißt.

Du darfst an meiner Hand gehen. Wie ein kleines Kind, das ausgelassen spielt und ohne Sorge lacht, weil es weiß, dass jemand für es sorgt. Dieses Kind macht sich keine Sorgen darüber, ob es heute satt werden wird oder wo es schlafen kann. Weil es weiß, dass es von seinem zugewandten Vater versorgt ist. Es muss diese Last nicht tragen und kann sich freuen, unter dem liebenden Blick des Vaters einfach sein zu dürfen.

Dasselbe möchte ich dir schenken. Wenn du zutiefst davon überzeugt bist, dass ich dich trage, dann wirst du von großer Freude erfüllt werden. Weil du dich nicht mehr um alles sorgen musst. Weil du weißt, dass ich da bin und für dich sorge.

Dein Jesus

Lege deine Sorgen nieder.

Leg sie ab in meiner Hand.

Du brauchst mir nichts zu erklären,

denn ich hab dich längst erkannt.

Lege sie nieder in meine Hand.

Komm, leg' sie nieder,

lass sie los in meine Hand.

Lege sie nieder, lass einfach los.

Lass alles fall'n, nichts ist für deinen

Gott zu groß.

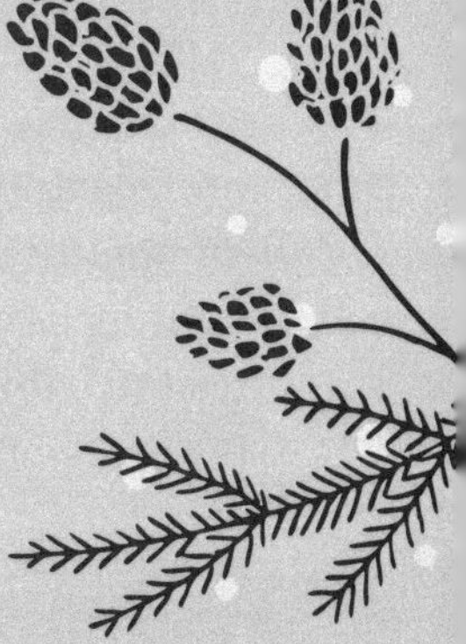

Sefora Nelson

Lebe Mut

11. DEZEMBER

Ich will nicht mutlos werden, denn er ist an meiner Seite. Darum ist mein Herz erfüllt mit Freude.

Psalm 16,8-9

Unermüdlich gab er alles. Ihnen sollte es gut gehen. Das Beste wollte er ihnen geben. Wenn es ihm doch nur besser gelingen würde! So oft fühlte er sich nicht geeignet. So oft kam er an seine Grenzen. Wie sollte er diese Aufgabe nur schaffen, die ihm anvertraut worden war?

Und doch: Er spürte diese Liebe. Eine Liebe, die ihn selbst trug und umsorgte. Immer wenn er dachte, es gehe nicht weiter, schenkte Gott Wege und Möglichkeiten. Er war nicht allein mit seiner großen Aufgabe. Das war mehr als deutlich.

Josef. Wir hören nicht oft von ihm, oder? Und ich finde, sehr zu Unrecht. Josef muss so ein faszinierender Mann gewesen sein. Er war wie eine starke Stütze im Hintergrund. Eine schützende Mauer um seine Maria und den noch so zerbrechlich kleinen Baby-Jesus herum. Er versorgte sie und kümmerte sich mit großem Einsatz um ihr Wohl.

In der Weihnachtsgeschichte spielt er eine fundamental wichtige Rolle. Und dennoch ist sein Platz eher in der zweiten Reihe. Doch genau darin zeigt sich seine Besonderheit.

Seine Stärke. Auch wenn er sich wahrscheinlich die meiste Zeit nicht besonders stark gefühlt haben wird.

Eigentlich bedeutet wahre Stärke doch genau das: mutig sein, selbst dann, wenn man sich gar nicht danach fühlt. Mit vollem Einsatz investieren und alles geben, selbst wenn man sich unfähig und schwach fühlt. Das schützen und bewahren, was heilig und wertvoll ist. Integrität leben. Und dann doch die Ehre dem einen geben, dem sie gebührt. Dankbar die zweite Geige spielen.

Wir können so viel von Josef lernen. Ist es nicht Wahnsinn, wie er mutig auf Gottes Wort hin handelt? Er übernimmt die Aufgabe, sich um die schwangere Maria und das Baby zu kümmern, das in ihr heranwächst. Und das, obwohl er nicht der Vater ist. Obwohl alles, was er in der Hand hat, diese eine absurde Zusage ist: Das Kind käme von Gott selbst. Maria sei schwanger durch das Eingreifen Gottes und nicht aufgrund von Untreue.

Das erfordert schon einen großen, mutigen Glaubensschritt, daraufhin zu handeln und sein ganzes Leben dieser Aufgabe zu widmen. Mit Sicherheit hat Josef sich von seinem Umfeld auch das ein oder andere anhören müssen, was seine schwangere Verlobte betraf. In diesen Situationen und Gesprächen nicht einzuknicken, setzt definitiv Stärke und Mut voraus.

Es kommt bei uns wahrscheinlich nicht so oft vor, dass wir Gottes Stimme im Traum hören oder uns im Traum ein Engel begegnet, wie es bei Josef passiert ist. Aber wir finden Gottes Reden in der Bibel. Die Bibel gibt uns die Weisung für unser Leben, die wir so sehr brauchen. In ihr finden wir alles, was wir wissen müssen.

Aber genauso, wie es für Josef einen riesigen Glaubensschritt brauchte, um Gottes Worten entsprechend zu handeln, so stehen auch wir immer wieder vor dieser Herausforderung. Wir sind nicht nur dazu berufen, Gottes Worten zu glauben, wir sind auch dazu berufen, ihnen gemäß zu handeln.

Jakobus sagt, ein Glaube, der sich nicht auch in Taten zeigt, ist tot (Jakobus 2,14). Damit will er uns bestimmt nicht dazu ermutigen zu versuchen, uns unsere Rettung durch gute Taten selbst zu verdienen. Die Bibel macht eindeutig klar, dass das nicht möglich ist. Unsere Rettung finden wir allein in Jesus Christus. Wir sind auf Gnade angewiesen. Was Jakobus uns hier sagen möchte, ist vielmehr, dass ein echter Glaube sich immer auch in Taten zeigen wird. Taten sind also ein Beweis für Glauben. Sie offenbaren den Glauben.

Josef ist ein Megavorbild für uns, wenn es darum geht, mutig Glaubensschritte zu machen. Ich merke bei mir selbst immer wieder, dass ich ordentlich Respekt davor habe. Ich fühle mich nicht stark genug, sie zu gehen. Habe Angst vor den Konsequenzen. Und überhaupt scheint mir die Nummer oft zu groß für mich. Dann werde ich mutlos. Geht es dir auch manchmal so?

Mir helfen zwei Gedanken sehr, wenn ich gerade wieder ängstlich auf die Glaubensschritte vor mir blicke. Zum einen mache ich mir bewusst, dass ich einen Feind habe, der alles daransetzt, um mich von Gottes Plan mit meinem Leben abzuhalten. Die ganzen Selbstzweifel und Ängste kommen von ihm. Und diesen zerstörerischen Lügen über mein Leben will ich nicht glauben. Ich will nicht klein beigeben, wenn der Feind versucht, mich in die Knie zu zwingen.

Der zweite hilfreiche Gedanke schließt sich direkt daran an: Ich kämpfe diesen Kampf, der sich oft in meinem Kopf oder in meinem Herzen abspielt, nicht allein. Ich habe einen starken Gott, der alles Böse besiegt hat. Der Sieger ist an meiner Seite und alles Dunkle muss ihm weichen. Vor wem sollte ich mich also fürchten? Welche Aufgabe sollte zu groß sein, wenn er dabei ist? Ich alleine kann nichts bewirken. Aber mit ihm zusammen ist alles möglich (siehe Philipper 4,13).

Meine Liebe, wenn du zögerst, große Schritte im Glauben zu gehen, wenn du dich fürchtest, die Berufung zu ergreifen, die Gott für dich vorgesehen hat, dann mach dir diese beiden Dinge bewusst: Du hast einen Feind, der mit allen Mitteln versucht, dich von genau diesem Plan Gottes mit dir abzuhalten. Er spricht diese Lügen über deinem Leben aus. Glaube ihnen nicht! Er versucht dir Angst statt Mut ins Herz zu säen. Lass das nicht zu!

Setze stattdessen all dein Vertrauen in die Worte Gottes. Alles, was du in der Bibel liest, ist Gottes wahres Reden. Mit diesem Schwert in der Hand kannst du die bösen Angriffe des Feindes abwehren (siehe Epheser 6,13ff). Und auf Gottes Worten kannst du sicher stehen. Sie sind ein Trost und ein Halt, wenn du mutig im Glauben vorangehst.

Erinnere dich immer daran: Du bist nicht allein. Er selbst ist bei dir und führt dich auf deinem Weg. Die Gewissheit, dass er da ist, wird dich mit so einer Freude und Zuversicht erfüllen, dass du darin den Mut finden kannst, weiter voranzugehen.

Mut ist Angst,

die gebetet hat.

Corrie ten Boom

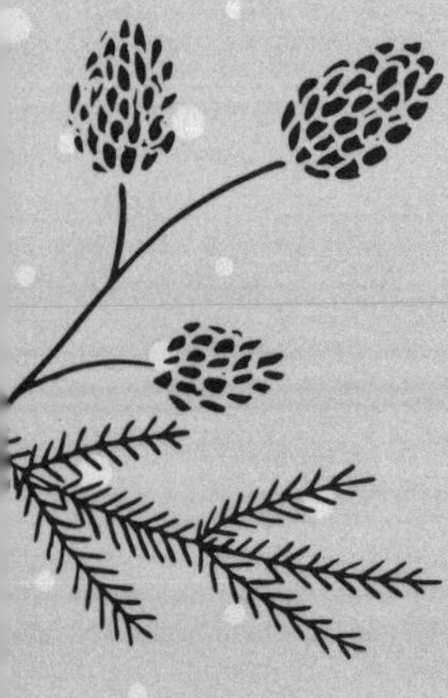

Lebe Treue

12. DEZEMBER

*Sei treu bis zum Tod!
Und ich werde dir den Siegeskranz
des Lebens geben.*

Offenbarung 2,10

Meine Beschenkte,

heute möchte ich mit dir über die Tage reden, an denen nichts Besonderes passiert. Die Tage, die nicht übermäßig schwer, aber auch nicht außergewöhnlich leicht sind, sondern einfach nur normal. Denn wenn man es genau nimmt, besteht ein großer Teil deines Lebens aus genau diesen Tagen, oder? In der Regel ist das Leben ja nicht ständig von absoluten Hochs und Tiefs geprägt, sondern von Alltäglichem.

Aber genau das kann manchmal auch zur Herausforderung werden. Gerade weil du an solchen stinknormalen Tagen das Gefühl bekommen kannst, dass nichts passiert und dass das, was du tust, keinen Unterschied macht. Dann den Mut und die Motivation nicht zu verlieren, ist gar nicht so leicht.

Es gibt eine entscheidende Fähigkeit, die du in diesen Momenten brauchst: Treue. Das klingt ganz unspektakulär, aber Treue verlangt dir auf lange Zeit wahrscheinlich genauso viel Kraft ab wie kurzzeitige Megaherausforderungen. Wusstest du: In diesen Momenten, in denen auf den ersten Blick so gar nichts passiert, passiert eigentlich eine ganze Menge. Denn in diesen Zeiten wirst du geformt.

Eine starke Persönlichkeit, mit der ich die Welt verändern kann, wird nicht in den Extremsituationen des Lebens geformt, sondern durch Treue in den kleinen Dingen. Es sind eben nicht die auffallenden und in irgendeiner Form herausragenden Situationen im Leben, sondern die kleinen und scheinbar unbedeutenden. Es sind diese Momente, von denen du denkst, dass sie eigentlich unwichtig sind.

Ein herausragendes Leben entsteht in genau diesen vielen kleinen Momenten. Dort entscheidet sich oft, wie es weitergehen wird. Denn: Wer nicht gelernt hat, im Kleinen treu zu sein, wird es nicht weit bringen. Treue ist so entscheidend. Und gar nicht so einfach. Gerade weil du den Erfolg nicht wahrnimmst, der sich darin verbirgt.

Aber weißt du: Das liegt nur daran, dass du viel zu oft auf äußere Umstände schaust, um Erfolg zu messen. Ich aber schaue viel mehr auf das, was in dir geschieht. Wie du dich veränderst und etwas dazulernst. Wie sich dein Charakter mehr und mehr formt und du mir immer ähnlicher wirst. Denn das ist das, was wirklich zählt.

Mein Wort, die Bibel, ist übrigens voll von Berichten über Menschen, die immer und immer wieder lernen mussten, im Kleinen treu zu sein – auch dann, wenn sich scheinbar überhaupt nichts veränderte: Abraham hatte eine Verheißung, die sich jahrzehntelang nicht erfüllte. Aber er hielt daran fest, obwohl alles so unsinnig schien. Josef, sein Urenkel, warf sein Vertrauen auf mich nicht weg – trotz Sklavenleben, Gefängnis und anderer Schwierigkeiten, denen er begegnete. David wartete, nachdem er als König von Israel gesalbt worden war, ebenfalls jahrzehntelang, bis sich seine Berufung erfüllte. Mehr noch: Er war jahrelang auf der Flucht und musste um sein Leben fürchten. Maria nahm die ungewöhnliche Schwangerschaft trotz Verurteilung und Unverständnis der Nachbarn und Verwandten auf sich und glaubte den Versprechen meines Vaters.

Treu sein ist oft langweilig und nicht abenteuerlich. Manchmal scheint es in solchen Momenten sogar, dass selbst ich schweige. Zwischen den sogenannten kleinen Propheten des Alten Testaments und meiner Geburt lagen 400 Jahre, in denen ich nicht durch Propheten zu meinem Volk gesprochen habe. Trotzdem gab es Leute wie Hannah und Simeon, Elisabeth und Zacharias, die alt und gerecht waren und nicht aufhörten, auf mich, den Messias, zu warten. In solchen Wartezeiten treu zu bleiben und nicht aufzugeben, erfordert viel Durchhaltevermögen.

Auch in deinem Leben gibt es immer wieder diese Wartezeiten. Zeiten, in denen du auf den Durchbruch wartest. Oder auf das entscheidende Wort von mir. Meine Liebe, halte treu aus, auch wenn gerade nichts Grandioses geschieht! Ich weiß, dass es sehr schwer ist, nicht nachzulassen, wenn man keinen Erfolg sieht. Aber versuche dich nicht davon beirren zu lassen. Denn auch, wenn du es nicht siehst: Es passiert eine Menge. Ich handle im Verborgenen. In dir. Und für dich.

Dein Jesus

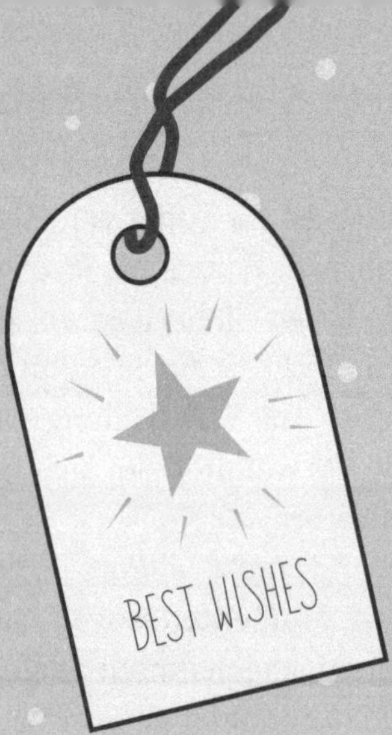
BEST WISHES

Das Geschenk genießen

Ein Wunsch erfüllt sich

Du darfst genießen. Ist das nicht wundervoll? In der Kraft Gottes durch das Leben zu gehen, ist im wahrsten Sinn des Wortes himmlisch. Es ist ein Geschenk des Himmels an dich. Voller Staunen darfst du erleben, wie dein Wunsch nach mehr in Erfüllung geht …

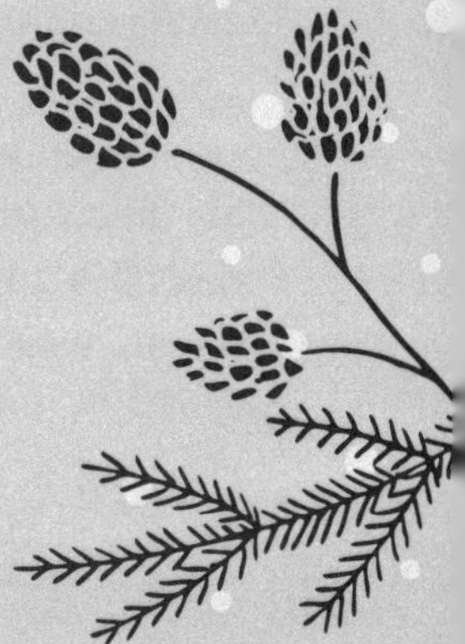

Du darfst voller Freude und Dank sein

13. DEZEMBER

Die Hirten rühmten
und priesen Gott für alles,
was sie gehört und gesehen hatten.

Lukas 2,20

Es war ein seltsames Bild, das sich da auf der Schafweide abspielte. Die paar Männer in ärmlicher Kleidung, die sich gerade noch am Feuer gewärmt hatten, liefen plötzlich jubelnd und singend über das Feld. Fast hätte einer dabei eins der Schafe umgerannt. Immer wieder blieben sie stehen und starrten ungläubig in den dunklen Nachthimmel hinter sich, nur um sich dann wieder umzudrehen, mit dem Finger nach vorne zu zeigen und ausgelassen weiterzulaufen.

Wie konnten sie auch anders, als voller Freude zu sein und Gott zu loben? Sie hatten gerade das Erstaunlichste erlebt, was ihnen je zugestoßen war: Echte Himmelswesen waren zu ihnen gekommen und mit ihnen ein helles Leuchten, das alles zum Strahlen gebracht hatte. Die Engel erzählten davon, was Großes geschehen war und wo die Hirten den Christus, den Heiland, finden würden. Ein herrlicher Engelschor mit den schönsten Melodien war erklungen und hatte die Augen, Ohren und Herzen der Hirten mit überquellender Freude erfüllt.

Ausgerechnet die Hirten! Wie muss es wohl für sie gewesen sein, als ihnen die wundervollste Nachricht, die es nur geben kann, als Allererste verkündet wurde? Es waren keine Könige, hohen Beamten oder reichen Geschäftsleute, die die Freudenbotschaft als Erste hörten. Und überraschenderweise nicht einmal Theologen oder geistliche Leiter. Die Hirten wurden ausgewählt. Ganz einfache Leute, deren Beruf nicht gerade als Karrieresprungbrett galt. Unbedeutend in den Augen der meisten. Aber nicht in Gottes Augen. Er hatte sie gesehen, hielt sie nicht für zu gering und unbedeutend. Er sah in ihnen das, was sie durch sein Wirken sein würden.

Und genauso sieht er auch in dir das, was du durch sein Wirken sein wirst. Er sieht nicht nur dich. Er sieht Jesus in dir. Seine Kraft verändert. Du darfst mutig vorangehen, weil du nicht auf dich und deine Kraft angewiesen bist, sondern in der Kraft Gottes gehen kannst. Du musst nicht erst jemand anderes werden, um zu erleben, was Gott mit dir vorhat. So wie du bist, kann es losgehen. Auch deine Umstände müssen sich nicht zuerst ändern, bis du in Gottes Kraft, seinem Frieden und seiner Freiheit leben kannst! Denn sie gründen in Jesus, der selbst unveränderlich ist.

Ja, ich weiß: Das klingt so viel einfacher, als es ist. Auch ich bin sehr oft versucht, meine Freude und meine Handlungsfreiheit von den Umständen meines Lebens abhängig zu machen. Wenn die Dinge gut laufen: perfekt. Dann bin ich happy. Wenn alles drunter und drüber geht: gar nicht perfekt. Dann bin ich niedergeschlagen.

Aber das muss nicht so sein. Natürlich werden traurige Umstände immer Einfluss auf meine Gefühle haben. Es wäre ja schlimm, wenn dem nicht so wäre. Aber das meine ich auch nicht. Ich rede von einer tiefen, inneren Sicherheit, dass Gott auch in Schwierigkeiten und Kummer da ist und mich hält. Dass ich den Aufs und Abs des Lebens nicht hilflos ausgeliefert bin, sondern die Tochter des Königs der Könige bin, der alles im Griff hat. In dieser Sicherheit kann ich ruhen und mich freuen, selbst wenn nicht immer alles schön läuft.

Weihnachtsfreude kann Trost in Trauer und Mutlosigkeit schenken, weil durch Jesus Hoffnung in die Welt kam. Ja, im Hier und Jetzt ist nicht immer alles wunderbar, aber ich habe die Zusage meines Schöpfers, dass einmal alles gut wird und dass eine Existenz in purer Freude auf mich wartet. Diese Perspektive kann so helfen durchzuhalten, wenn es schwer wird. Aber wir haben nicht nur den Blick auf die Ewigkeit. Schon heute dürfen wir erleben, wie Jesus uns im Leid tröstet und uns Geborgenheit in seinen Armen schenkt. Wir haben sein Wort, das uns immer wieder Mut und Hoffnung gibt.

Deshalb darfst du wie die Hirten laut jubeln und singen, weil du durch Jesus so beschenkt bist. Die Weihnachtsfreude hängt nicht an äußeren Umständen, sondern nur an ihm. Du darfst ihr Ausdruck verleihen. Feiere den König deines Herzens!

Gott freut sich total, wenn du ihm dein Lob schenkst. Ist es nicht wunderbar, dass wir ihm ein Lächeln auf das Gesicht zaubern können, wenn wir ihm unseren Lobpreis geben? Denn er hat unser Lob wirklich verdient. Er ist so unendlich gut.

Denke einen Moment über all das nach, was du durch Jesus geschenkt bekommen hast: ewiges Leben, Vergebung, Freiheit, Freude ... Die Liste hat einfach kein Ende. Wir werden ihn nie genug loben können, weil seine Güte so unbeschreiblich gigantisch ist.

Wusstest du, dass dieser Lobpreis dir selbst unglaublich guttut? Ich merke das bei mir selbst so oft: 1000 Dinge belasten mich, machen mir Angst und rauben mir die Freude. Aber wenn ich meinen Blick weg von mir und meinen Sorgen und dafür auf Gottes Größe lenke, dann werde ich nicht nur ruhiger und gelassener. Nein, ich merke sogar, wie die Sorgen, die sich wie Tsunamiwellen vor mir auftürmen und mir Angst einjagen, auf einmal kleiner werden und ihre Bedrohlichkeit immer mehr verlieren.

Nimm dir doch heute etwas Zeit und schenke Jesus deinen Lobpreis. Vielleicht schreibst du dir alle Dinge auf, für die du dankbar bist. Mach aus dieser Liste einen Dankesbrief an deinen Erlöser und erfreue ihn mit deiner Dankbarkeit.

Oder vielleicht liebst du Musik? Dann schnapp dir dein Instrument und leg los und spiel zu Gottes Ehre. Oder starte eine Lobpreisplaylist und singe aus vollem Herzen mit. Trällere sein Lob in die Welt hinaus, egal ob du die Töne triffst oder nicht. Sei wie die Hirten, die nicht anders konnten, als ihre Weihnachtsfreude in die Welt zu tragen und direkt zu Jesus zu laufen!

Liebe ist
der Ausdruck
überschwänglicher
Freude an Gott,
die sich gern um die
Bedürfnisse anderer
kümmert.

John Piper

Du darfst etwas Neues erleben

14. DEZEMBER

„Schaut nach vorne,
denn ich will etwas Neues tun!
Es hat schon begonnen."

Jesaja 43,19

Meine Geduldige,

wusstest du, dass ich es liebe, Neues zu bewirken? Meine Kreativität kennt kein Ende und niemals gehen mir die Ideen aus. Ich bin der Schöpfer, der jedes Jahr aufs Neue im Frühling die Natur zum Erwachen bringt und jeder Blume ihre Blütenblätter schenkt. Jedem Baum gebe ich neu seine Blüten und Früchte. Und jeden Winter erschaffe ich für jede einzelne Schneeflocke ein besonderes Aussehen. Keine von ihnen hat dieselbe Struktur wie eine andere. Ich liebe diese Vielfalt und Individualität.

Und genau, wie ich die Natur immer wieder neu aufblühen lasse, so möchte ich auch dein Leben immer wieder neu zum Erwachen bringen. Ich möchte dich von Festgefahrenem befreien und dir helfen, neue Wege zu beschreiten. Ich weiß, wo du dir Veränderung wünschst, und ich möchte dort etwas Neues tun.

Lass das Schlechte aus der Vergangenheit – Verletzungen, Lügen oder Niederlagen – nicht deine Zukunft bestimmen. Ich bestimme deine Zukunft – nicht das, was Menschen getan oder nicht getan haben. Von all diesen Erlebnissen möchte ich dich freisetzen und die Ketten sprengen, die dich halten.

Und weißt du, selbst an den guten Dingen musst du nicht länger hängen. Deine Gipfelerlebnisse, Glaubenshochs und schönen Erfahrungen sollen dich genauso wenig von deiner Zukunft ablenken wie all das Ungute, was geschehen ist. Manchmal können dich selbst die schönen Dinge von neuen Erlebnissen abhalten.

Kennst du das? Wenn du etwas Wunderschönes erlebt hast, kann es passieren, dass du diesem Ereignis gedanklich so hinterherhängst, dass du in der Gefahr stehst, das nächste Geschenk zu verpassen, was gerade vor deiner Nase auftaucht. Einfach nur deshalb, weil du mit geschlossenen Augen von der Vergangenheit träumst.

Schau heute nicht auf die vergangenen Schmerzen und auch nicht auf die vergangenen Wunder. Denn ich bin fähig und willens, *neue* Wunder zu tun, neu zu retten, *neue* Wege zu gehen, mich *neu* zu zeigen. Vertrau mir: Ich hab noch einige Asse im Ärmel und mein Ideenreichtum ist unermesslich. Lass deshalb nicht zu, dass deine Vergangenheit – schön oder unschön – dir deine Zukunft raubt.

Wünschst du dir Veränderung in diesem oder jenem Bereich deines Lebens? Dann schau nach vorne! Auch wenn du nur Hindernisse sehen kannst, schaffe ich schon Neues. Du musst nicht am Alten kleben, brauchst nicht zurückzuschauen, sondern darfst voll Neugier darauf warten, dass ich eingreife und wirklich etwas Neues tue. Glaube mir und lenke deinen Blick im Vertrauen darauf. Denn ich bin der Handelnde und du darfst in dieser Gewissheit ruhen. Gerade wenn du dich überfordert fühlst und keine Puste mehr hast.

Ich weiß: Es gibt Anliegen, für die du schon lange betest und bei denen du dir sichtbare Veränderung wünschst. Du sehnst dich nach meinem Eingreifen, weil mit menschlicher Kraft an der Situation nichts zu ändern ist und nur ich helfen kann. Ich möchte dir sagen: Jedes deiner Gebete habe ich gehört – ob es stumme Herzensschreie waren oder lautes Bitten und Klagen. Sie sind bis an mein Herz vorgedrungen und ich habe sie nicht vergessen.

Und ich will dir versichern: Ich habe auch dich nicht vergessen. Es ist noch nicht zu spät, denn mein Timing ist perfekt. Mein Arm ist nicht zu kurz, um zu retten (vgl. Jesaja 59,1), meine Liebe nicht zu schwach, um zu dir durchzudringen. Ich liebe dich und ich sorge immer bestens für dich, auch wenn du mein Tun nicht immer gleich stark wahrnehmen kannst. Vertraue mir und warte geduldig auf mein Handeln! Schenke mir deinen unerschütterlichen Glauben, dass ich alles wunderbar führe. Denn das tue ich.

Schöpfe Mut durch mein Wort! Lass dich durch die Bibel in deiner Hand für deine Herausforderungen stärken. In Psalm 37 (Verse 4-5 und 7) sagt mein Freund David: „Freu dich über den Herrn, und er wird dir geben, was du dir von Herzen wünschst. Lass den Herrn deinen Weg bestimmen, vertrau auf ihn, und er wird handeln. Überlass dich ruhig dem Herrn und warte, bis er eingreift."

Ja, Warten kann ganz schön an den Nerven zerren. Und doch ist dieses lebendige Erwarten meines Handelns so wichtig für deinen Glauben. Es stärkt dein Vertrauen zu mir und deinen Glauben in meine Kraft. Vertraue darauf, dass es jemanden gibt, der dich versorgt. Der führt. Der trägt. Jemand, der unermesslich vertrauenswürdig ist. Der der beste Versorger ist: ich, dein himmlischer Vater. Glaube mir: Ich werde dich niemals hängen lassen.

Manchmal brauchst du etwas Geduld, um erkennen zu können, wie ich wirke und wie etwas Neues entsteht. Aber du darfst darauf vertrauen, dass ich der Handelnde bin und dich niemals vergesse.

Dein starker Gott

Du darfst einen Schatz entdecken

15. DEZEMBER

Als sie das sahen, kannte ihre Freude keine Grenzen. Sie fielen vor dem Kind nieder und ehrten es wie einen König. Dann packten sie ihre Schätze aus und beschenkten das Kind mit Gold, Weihrauch und Myrrhe.

Matthäus 2,10-11

Ungläubig starrten sie immer und immer wieder in den dunklen Nachthimmel. Konnte das wirklich sein? Sahen sie richtig? Erneut warfen sie mithilfe des Kerzenlichtes einen Blick in ihre Karten und ein paar Sekunden später wieder zurück zum Sternenhimmel. Doch. Sie waren sich sicher. Das war ein neuer Stern. Niemals zuvor hatten sie ihn gesehen, das stand fest.

Aber es war nicht nur irgendein Stern. Es war der Stern eines Königs. Eines besonderen Königs. Und irgendwie war ihnen klar, dass sie diesem Himmelslicht folgen mussten. Sie wussten einfach, dass es hier um etwas Außergewöhnliches ging. Ein neuer König betrat die Welt. Und sie spürten diesen sanften Ruf in ihren Herzen.

Aus irgendeinem Grund mussten sie ihn sehen. Mussten diese beschwerliche und gefährliche Reise auf sich nehmen, um dort zu sein, wo er war.

Bestimmt sprachen viele Argumente dagegen. Bestimmt konnten ihre Freunde und ihre Familie sie gar nicht verstehen. „Jeden Tag studierst du Sterne und staunst über ihre unüberschaubar große Anzahl. Und jetzt willst du im Ernst die Pilgerreise deines Lebens antreten, weil du dir einbildest, einen neuen, einzigartigen Stern gesehen zu haben? Du meinst doch ständig, neue Sterne zu entdecken. Warum sollte dieser dein Leben jetzt so auf den Kopf stellen?"

Ich kann praktisch sehen und hören, wie ihr Umfeld nur verächtlich den Kopf schüttelte und Sätze wie diese parat hatte. Aber die Weisen ließen sich nicht beirren. Denn sie spürten, dass sie „mehr" entdeckt hatten. Dass sie etwas gefunden hatten, wofür es sich lohnte, ihren Luxus hinter sich zu lassen und ins Ungewisse aufzubrechen.

Und eines war klar: Keinesfalls konnten sie mit leeren Händen kommen. Einen neuen König musste man schließlich gebührend begrüßen und ihm mit Geschenken Ehre erweisen. Nicht nur, weil sich das so gehörte, sondern vor allem auch, weil sich die drei Weisen unglaublich zu diesem unbekannten König hingezogen fühlten. Und deshalb mussten es ganz besondere und wertvolle Geschenke sein, die der König erhalten sollte. Sie sehnten sich danach, ihm das Beste zu schenken, was sie hatten. Sie konnten einfach nicht anders, als ihm diese Kostbarkeiten mitzubringen.

Und tatsächlich: Sie hatten sich nicht geirrt. Dieser Stern war wirklich etwas Besonderes gewesen, ein Wegweiser zum sanftmütigsten und freundlichsten König, den die Welt je gesehen hatte. Das merkten die drei Männer sofort, als sie das kleine strampelnde Baby im Stall erblickten: Ihre Reise hatte sich absolut gelohnt. Mit eigenen Augen durften sie Jesus betrachten, den Retter der Welt. Durften die Freude seiner Gegenwart erleben und sein strahlendes Licht sehen. Ich bin mir sicher, dass diese Begegnung sie für den Rest ihres Lebens veränderte.

Auch ich bin schon mal ins Ungewisse aufgebrochen. Einige Monate meines Lebens durfte ich bei der wundervollen Organisation Metro World Child im Getto von New York City mithelfen und mein Herz an Kinder verschenken, die bislang so wenig Liebe erfahren hatten.

Mit kribbeligem Bauch saß ich im Flugzeug. Nicht, dass ich nicht sowieso schon immer etwas aufgeregt wäre, wenn ich fliege … aber diesmal gab es noch mal eine Portion Nervosität on top. Ich hatte keine Ahnung, was mich bei meinem Einsatz alles erwarten würde. Aber ich wusste, dass es herausfordernd sein und mich bis an meine Belastungsgrenze bringen würde. Es war klar, dass ich nun für einige Monate Sicherheit und Gemütlichkeit hinter mir gelassen hatte. Im Gegenzug erwarteten mich Entbehrungen und Herausforderungen.

Wenn ich mir das alles überlegte, kamen unweigerlich Fragen und Zweifel hoch: Warum um alles in der Welt sitze ich dann in diesem Flugzeug? Bei diesen Aussichten spricht doch nun wirklich gar nichts dafür, so viel aufzugeben. Warum habe ich mich auf diese Idee des Auslandeinsatzes eingelassen? Warum fliege ich freiwillig an einen Ort, von dem andere lieber fliehen wollen? Das macht doch keinen Sinn!

Ja, von außen betrachtet ergab das alles keinen Sinn. Aber weißt du was? Ich hatte einen Schatz entdeckt. Und für einen Schatz lohnt es sich, alles zu investieren. Er hatte mich gerufen. Ich hatte Jesus' Stimme in meinem Herzen gehört:

„Steh auf, meine Freundin, meine Schöne, und komm!“ (Hoheslied 2,10).

Ich fühlte mich so von Jesus an diesen Ort der Trostlosigkeit gezogen, dass ich bereit war, die Herausforderungen und Entbehrungen anzunehmen. Dass er dort mit mir sein würde (und auch schon mit mir im Flugzeug saß), machte jede Investition lohnenswert. Weil Jesus mich zu sich rief, konnte ich nicht anders, als das Abenteuer zu wagen und mich ganz an ihn zu verschenken.

Hast auch du etwas gefunden, für das es sich lohnt, all deine Bequemlichkeiten hinter dir zu lassen? Hast du einen Schatz entdeckt, der es wert ist, ins Ungewisse aufzubrechen? Spürst du sein sanftes Rufen? Wenn du bereit bist, Gemütlichkeit und Sicherheit aufzugeben und Gottes ungewöhnlichen Wegen zu vertrauen, dann wirst du überreich belohnt werden. Du wirst Jesus sehen und genau wie die Weisen die Freude seiner Gegenwart erleben.

Und weißt du: Wir dürfen Jesus einfach das schenken, was wir haben. Wir kommen vielleicht nicht mit Gold, Weihrauch und Myrrhe, aber wir dürfen ihm unser Bestes, unser Herz, unsere Seele anvertrauen. Du kannst deinem König das schönste Geschenk machen, indem du dich selbst verschenkst. Indem du dich ihm ganz hingibst und ihn mit ungeteiltem Herzen liebst.

Dein Herzensgeschenk ist unglaublich kostbar in den Händen Jesu. Gott nutzte die Gaben der Sterndeuter in der besten Weise und er wird auch dein Geschenk, dein Herz, genial gebrauchen für sein Reich. Du bist so wertvoll in seinen Augen.

Es kann gut sein, dass auch du auf Unverständnis in deinem Umfeld stößt, wenn du Jesus dein Herz schenkst. Genauso wie die Weisen mit Sicherheit nicht immer verstanden wurden, wirst auch du nicht immer von allen verstanden werden, was deine Nachfolge und Liebe zu Jesus angeht. Aber weißt du was? Die Freude, die du bei ihm findest, ist wertvoller als die Bestätigung von anderen Menschen. Und du darfst zu ihm kommen und ihn bitten, dich mit Stärke zu füllen, um nicht abhängig von der Meinung anderer zu sein, sondern von seinem Willen allein. Er ist über die Maßen treu und wird dich mit aller Kraft erfüllen, die du brauchst.

Übrigens: Ein wunderschönes altes Weihnachtslied, das Paul Gerhardt 1653 gedichtet hat, beschreibt genau das ganz eindrücklich: dass wir uns an Jesus verschenken dürfen. Vielleicht hast du ja Lust, es dir gleich einmal anzuhören und als Gebet mitzusingen. Im Internet findest du ganz viele verschiedene Versionen – und auf der nächsten Seite die erste Strophe.

Ich steh an
deiner Krippen hier,
o Jesu, du mein Leben;
ich komme, bring
und schenke dir,
was du mir hast gegeben.
Nimm hin, es ist
mein Geist und Sinn,
Herz, Seel und Mut,
nimm alles hin
und lass dir's wohlgefallen.

PAUL GERHARDT

Du darfst dich über den Heiligen Geist freuen

16. DEZEMBER

„Der Heilige Geist wird
über dich kommen, und die Kraft
des Höchsten wird dich überschatten."

Lukas 1,35

Meine Beschenkte,

es gibt noch etwas Wundervolles für dich zu entdecken. Denn ich habe dich reich beschenkt mit meinem Heiligen Geist. Was er für Segnungen in dein Leben bringt, wird dich zum Staunen bringen. Denn was durch sein Wirken in dir möglich ist, sprengt alle Grenzen.

Als mein Engel Maria davon berichtete, dass sie Jesus auf die Welt bringen würde, erklärte er ihr, dass der Heilige Geist über sie kommen würde und meine Kraft sich an ihr zeigen würde. Dass eine Jungfrau schwanger werden würde, das hatte es vorher noch nie gegeben – aber es wurde möglich durch meinen Geist. Jesus zu gebären und sich in den ersten Jahren seiner Zeit auf Erden um ihn zu kümmern, war der Auftrag, den ich Maria gegeben hatte. Auch dazu befähigte sie mein Geist und versorgte sie mit allem, was sie brauchte.

Ist dir bewusst, dass derselbe Geist und dieselbe Kraft, die eine Jungfrauengeburt ermöglichten, auch in dir wirken? Mein Heiliger Geist tat Unglaubliches in Maria und er kann auch Unglaubliches in dir zum Vorschein bringen. Natürlich ist mein Plan für dich nicht derselbe wie für Maria. Ich gehe mit jeder meiner Töchter einen eigenen Weg. Was bedeutet es für dich, den Heiligen Geist zu haben? Wie wird dein Leben dadurch reich? Wie erfüllt er dich? Ich will es dir gern sagen:

Durch den Heiligen Geist kannst du meine Liebe erfahren: „Denn Gott hat uns den Heiligen Geist gegeben und hat unser Herz durch ihn mit der Gewissheit erfüllt, dass er uns liebt" (Römer 5,5). Der Heilige Geist erinnert dich immer wieder daran, wie wertvoll du in meinen Augen bist und wie sehr ich dich liebe. Er ist es, der mit seiner sanften Stimme Worte der Liebe in dein Herz gießt.

Aber er bewirkt nicht nur, dass du dich von mir geliebt fühlst, sondern er hilft dir auch, andere zu lieben: „Gottes Heiliger Geist wirkt durch uns, und wir lieben jeden Menschen aufrichtig" (2. Korinther 6,6). Ist es nicht wunderbar, dass du nicht auf deine eigenen Liebesressourcen beschränkt bist, wenn es darum geht, liebevoller zu werden und sogar anstrengende Menschen zu lieben? Er unterstützt dich so gerne darin.

Durch den Heiligen Geist wirst du auch befähigt so zu leben, wie es mir Freude macht. Seine Gegenwart füllt dein Herz mit kostbaren Dingen: „Es geht darum, dass wir ein Leben nach Gottes Willen führen und mit Frieden und Freude erfüllt werden, so wie es der Heilige Geist schenkt" (Römer 14,17). Du musst dich nicht aus eigener Kraft immer wieder abmühen, sondern darfst gestärkt durch meinen Geist Schritt für Schritt gehen. Und während du mit ihm deinen Lebensweg entdeckst, darf dein Herz zur Ruhe kommen und die Angst davor loswerden, was sich vielleicht hinter der nächsten Lebenskurve verbergen könnte. Sein Friede erfüllt dich, sodass du unbeschwert genießen kannst, was ich für dich bereithalte.

Genauso hilft er dir auch zu verstehen, was wichtig ist. Er beschenkt dich mit Weisheit und geistiger Klarheit: „Durch ihn seid ihr in allem reich geworden – reich an guten Worten und tiefer Erkenntnis, wie sie der Heilige Geist schenkt" (1. Korinther 1,5). Dadurch ist es für dich leichter, andere mit ermutigenden Worten zu segnen und ihnen den Tag zu erhellen.

Und das ist noch lange nicht alles. Er gibt dir noch so viel mehr. Durch ihn bist du mit wundervollen Gaben beschenkt. „So verschieden die Gaben auch sind, die Gott uns gibt, sie stammen alle von ein und demselben Geist" (1. Korinther 12,4). Durch diese Gaben entstehen ganz neue Möglichkeiten in deinem Leben. Spannende Momente, erfüllende Aufgaben, beflügelnde Herausforderungen. Ich halte so viel für dich bereit. Entdecke, womit ich dich durch meinen Geist begabt habe. Finde heraus, welche Geistesgaben du geschenkt bekommen hast. Und dann gebrauche deine Gaben und lass dich überraschen, was für eine Freude und Fülle darin verborgen liegt.

Du hast diese Gaben nicht, um sie brachliegen zu lassen. Ein Geschenk ist nicht dazu da, im hintersten Regal abgestellt zu werden, sondern es auszupacken und sich daran zu freuen und anderen Gutes zu tun. Du bist beschenkt, um zu schenken. Es ist Teil meines riesigen Geschenkes an dich, wenn du deine Gaben auspackst, sie gebrauchst und die Freude erlebst, die dadurch entsteht.

Ich könnte dir noch so viel mehr darüber erzählen, was mein Geist in deinem Leben bewirkt. Mein Segen ist unbegrenzt. Deshalb sei mutig und träume groß! Denk daran: Du bist nicht auf deine eigenen Kräfte begrenzt, sondern trägst mich und meine Unbegrenztheit in dir. Du bist mein und ich rüste dich durch meine Gaben an dich mit allem aus, was du brauchst, um einen Unterschied in dieser Welt zu machen. Mein Heiliger Geist erfüllt dich und durch ihn gieße ich meine Liebe tief in dein Herz.

Höre auf seine leise Stimme im Wirrwarr des Alltags (vor allem im vorweihnachtlichen Trubel). Er wird dir immer wieder den richtigen Weg zeigen: hinein in meine Arme.

Dein himmlischer Vater

Fun-Event der Woche

Weihnachtsplätzchensegen

It's time for a girls' night!!! :-) Schnapp dir deine Freundinnen und backt gemeinsam Plätzchen. Die doppelte Menge bitte! (Du wirst die zweite Portion noch brauchen.) Jede bringt ihren Lieblingsplätzchenteig schon fertig mit. Dann könnt ihr sofort mit dem Ausrollen, Ausstechen & Co. beginnen.

Zündet Kerzen an. Lasst die Christmas-Playlist im Background dudeln und kuschelt euch nach getaner Arbeit mit dem süßen, keksigen Ergebnis auf das Sofa. Die restlichen Plätzchen könnt ihr unter euch aufteilen. So hat jede nachher eine wundervolle Keksmischung zum Mitnehmen. (Okay, ein paar darfst du noch naschen. Aber bitte nicht alle aufessen. ;-)) Denn du brauchst sie noch für eine ganz wundervolle Aktion:

Nimm die zweite Hälfte der Kekse. Verpacke sie schön in kleine Dosen oder Tütchen. Schreib auf einer kleinen Karte ein paar nette Zeilen dazu. Und nun kommt der beste Teil: Erhelle den Tag eines anderen. Verschenke Freude. Such dir am besten jemanden aus, der diese Extraportion Liebe und Zuwendung gerade besonders braucht. Vielleicht jemanden, den du gar nicht so gut kennst. Die alte Nachbarin, die immer so einsam ist. Der Arbeitskollege, der gerade in einer herausfordernden gesundheitlichen Situation steckt. Die Postbotin, der jetzt Extraschichten fährt.

Teile deine Freude! Und erlebe, wie du dabei umso glücklicher wirst.

Mein Lieblingsplätzchenrezept (nach meinem Papa)

400 g Butter
400 g Zucker
6 Eier
1000 g Mehl
2 Päckchen Vanillezucker
1 TL Backpulver
1 Prise Salz

Bei etwa 180° C brauchen die Plätzchen im Ofen ungefähr 10 Minuten, bis sie fertig gebacken sind.

Du darfst Gottes Tochter sein

17. DEZEMBER

All denen jedoch, die ihn aufnahmen und an seinen Namen glaubten, gab er das Recht, Gottes Kinder zu werden.

Johannes 1,12

„Wo ist der neugeborene König?“, fragten die Weisen aus dem Morgenland Herodes, den König von Israel, und brachten mit dieser Frage den ganzen Palast durcheinander. Aufgeregtes Getuschel. Ungläubiges Kopfschütteln. Alle waren durch die Ankunft dieser weither gereisten Männer aus dem Häuschen. Die obersten Priester und Schriftgelehrten wurden vor Herodes zitiert, um ihn darüber zu informieren, was über den Messias vorausgesagt worden war. Präzise und genau erklärten sie ihm, was sie wussten und dass der neue König in Bethlehem geboren werden würde. So erzählt es uns die Bibel in Matthäus 2.

Weißt du, was ich mich schon immer gefragt habe? Warum ist keiner von den Schriftgelehrten und Priestern nach Bethlehem gegangen? Warum hat keiner nachgesehen, was da passiert ist, wenn die Schrift ihnen doch gesagt hatte, dass der Messias in Bethlehem geboren werden würde? Warum hat auch dreißig Jahre später niemand Jesus gefragt, ob er vielleicht dieses Kind war, das damals geboren worden war? Sie wussten doch so viel! Warum gingen sie nicht zu ihm? Bethlehem war nur einen Katzensprung von ihnen entfernt. Und die Prophetien, die sie so gut wie ihre eigene Kleidung kannten, waren mehr als deutlich. Eigentlich müssten sie geahnt haben, dass dieses neugeborene Baby tatsächlich der Messias sein konnte. Was hielt sie nur davon ab, in seine Nähe zu kommen?

Kennst du das Gleichnis von den verlorenen Söhnen? Die Schriftgelehrten und Pharisäer, denen Jesus diese Geschichte erzählte, erinnern mich an den älteren der beiden Brüder. Er wohnte sein Leben lang bei seinem Vater und distanzierte sich doch immer mehr von ihm. Bitterkeit begann in seinem Herzen zu wachsen, bis er seinem Vater schließlich wütend Vorwürfe machte: Er hatte den Eindruck, nichts vom Reichtum des Vaters genießen zu dürfen, sondern wie ein Diener schuften zu müssen.

Statt seinen Sohn für diese harten Worte zu schelten, geht der Vater liebevoll auf ihn ein und zeigt ihm seine unübertreffliche Liebe. „Mein Sohn, du bist allezeit bei mir und alles, was mein ist, das ist dein", sagt er voller Großzügigkeit (Lukas 15,31). Was für eine umwerfende Aussage! Natürlich durfte der Sohn jederzeit alles genießen und feiern, wie und wann er wollte. Warum hatte er das nicht erkannt? Obwohl er Kind des Hauses war, hatte er sich wie ein Sklave gefühlt. Er war nicht in seine rechtmäßige Position als Sohn hineingewachsen. Er hatte seine Sohnschaft nicht in Anspruch genommen, obwohl der Vater die ganze Zeit greifbar nah gewesen war.

Genauso verhielten sich auch die Schriftgelehrten und Pharisäer. Sie hatten den Mensch gewordenen Gottessohn direkt vor sich, aber blieben distanziert und abweisend und lehnten die Kindschaft ab, die Gott ihnen genauso anbot wie uns heute. Wie im Gleichnis von den verlorenen Söhnen sagt der himmlische Vater: Weil wir seine Kinder sind, haben wir Wohnrecht in seinem Haus und alles, was IHM gehört, gehört auch uns.

Das ist eine wundervolle Wahrheit, die doch so schwer zu verstehen ist. Ich merke, wie leicht ich anfange, daran zu zweifeln. Wie leicht ich mich eher wie eine Magd des Hauses fühle statt wie die Tochter des Vaters. Wie schnell bin ich dabei zu denken, mir meine Anwesenheit irgendwie verdienen zu müssen, anstatt mich wie ein kleines Kind unbeschwert im ganzen Besitz meines Vaters zu bewegen, alles zu genießen und mich darüber zu freuen.

Kennst du diese Gedanken auch? Ist dir bewusst, dass das Geschenk der Rettung noch ein wundervolles Extra enthält? Du darfst Gottes Tochter und Teil seiner wundervollen Familie sein. Ist das nicht unglaublich? Ein Kind Gottes sein. Gibt es eine fantastischere Vorstellung? Gibt es etwas, das besser oder schöner sein könnte?

In diesem Geschenk Gottes an uns wird das Wunder von Weihnachten besonders deutlich. Wir saßen im Dunkeln und waren hoffnungslos in unsere Überzeugung verstrickt, wir müssten und könnten unser Leben allein auf die Reihe kriegen.

Was für eine Lüge, die mich doch so leicht packen und lähmen kann. Ich kann dir gar nicht sagen, wie oft ich von der Angst erdrückt werde, alles allein meistern zu müssen. Ehrlich gesagt, bin ich regelmäßig überrollt von meiner eigenen To-do-Liste und den immer wiederkehrenden und nicht enden wollenden Aufgaben. Ein einziger Tag mit all den Wäschebergen, die beseitigt, und Mahlzeiten, die gekocht werden wollen, kann sich manchmal schon wie eine unüberwindbar hohe Mauer vor mir auftürmen. Ganz zu schweigen von Termine wahrnehmen, Hausaufgaben betreuen, Streitereien zwischen den Kindern schlichten und, und, und.

Warum lassen wir uns eigentlich immer wieder neu diese Lüge auftischen? Wir sind keine Sklaven mehr, die immer nur schaffen müssen, sondern Kinder des Hauses, die befreit leben dürfen. Wir sind nicht allein, sondern haben einen liebevollen Vater an unserer Seite. Wir sind Töchter im Hause des allerhöchsten Gottes. Wir dürfen immer bei ihm sein und alles, was sein ist, gehört auch uns. Gehst du in diesem Bewusstsein durch dein Leben?

Durch das Recht, ein Kind Gottes zu sein, verändert sich alles. Wenn du dich einsam fühlst, dann erinnere dich ganz neu daran, dass du in Gott einen liebevollen Vater hast, der immer für dich da ist und der dir immer zuhört. Du darfst das Glück dieser Liebe jeden Tag neu genießen, wenn du zu ihm kommst.

Wenn du dich schuldig fühlst, dann proklamiere laut, dass dir alles durch Jesus vergeben ist. Wenn du dich unsicher fühlst, dann stehe in der Gewissheit, dass Gottes Kraft dich erfüllt und trägt. Wenn du dich unfähig fühlst, dann denke daran, dass Jesus dich mit seiner ganzen Herrlichkeit erfüllt. Wenn du dich wertlos fühlst, dann erinnere dich daran, dass du für Jesus so wertvoll bist, dass er alles für dich hingab. Selbst sein eigenes Leben.

Wenn du dich hässlich fühlst, dann denke daran, dass Jesus mit seiner Schönheit durch dich strahlt und du in Gottes Bild geschaffen wurdest. Wenn dir Unrecht angetan wird, dann lebe befreit, weil du frei bist zu vergeben, wie dir alle Schuld vergeben wurde, und genieße die Leichtigkeit, die dieses Loslassen dir gibt. Wenn du nicht mehr weißt, wer du bist, dann sprich über dir selbst die Wahrheit aus, die Gott über dir ausspricht: Gotteskind.

Du bist eine Tochter Gottes. Es ist das größte Wunder. Es ist die beste Identität. Es ist die schönste Art zu leben. Nah bei deinem Vater. Alles, was sein ist, ist dein. Erbin und nicht Dienerin. Und alles begann durch das erste Weihnachten, als Jesus als neugeborener König kam, um dich zu finden und zu Gottes Tochter zu machen.

Willst du heute aus dieser Identität leben?

Die Stunden, die wir
mit Gott verbringen,
sind der Brunnen, aus
dem unsere Heiligung
fließt – und unsere
Freude.

Randy Alcorn

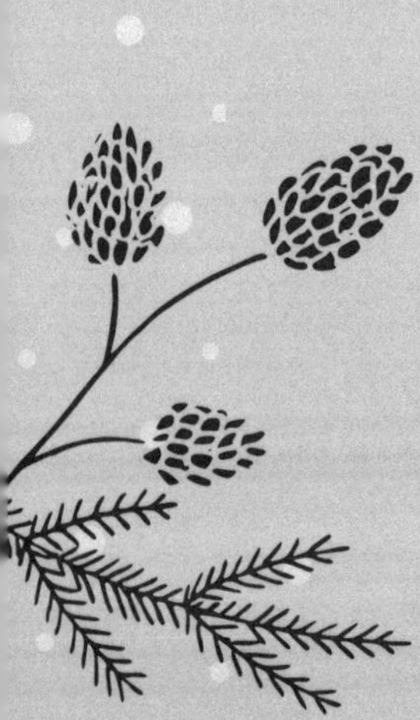

Du darfst geheilt leben

18. DEZEMBER

„Er hat mir versprochen, mich zu heilen, und er hat es auch getan. Nun kann ich den Rest meines Lebens gelassen verbringen."

Jesaja 38,15

Meine geliebte Schwester,

ich möchte dir gerne durch meine Nähe etwas sehr Wertvolles schenken: Heilung. Ich möchte dich heilen von deinen Schmerzen. Dein Herz heilen. Ich kenne all die Wunden und Schmerzen, die du schon so lange mit dir herumträgst. Die dir all deine Freude rauben. Die dir dein wunderschönes Lachen nehmen.

Aber wusstest du, dass es Hoffnung gibt? Wusstest du, dass ich dir dein Lächeln zurückschenken kann, obwohl du so viele Verletzungen erleiden musstest? Ich bin der beste Arzt. Und ich bin mehr als fähig, deine Wunden zu heilen und deine Schmerzen zum Versiegen zu bringen. Durch mich kannst du deine Freude zurückgewinnen. Deine Vergangenheit muss keine Macht mehr über dich haben, wenn du sie in meine Hände legst. Du darfst das schwere Gepäck endlich loswerden. Dich befreien von der Last, die dich vielleicht schon so lange niederdrückt.

Wie genau das gehen kann? Alles, was du tun musst, ist, mir deinen Schmerz zu geben. Dich davon zu befreien, indem du die Dinge benennst, die dich so verletzt haben. Ja, sprich aus, wie sehr dir diese Worte wehgetan haben und wie furchtbar abgelehnt du dich gefühlt hast. Benenne deine Gefühle und überreiche sie mir mit den Worten: „Hier gebe ich dir meine Einsamkeit. Mein Abgelehntsein. Und die Schubladen, in die ich immer wieder hineingesteckt werde. Ich gebe dir diese messerscharfen Worte, die mich immer noch so verletzen. Meine Gefühle der Minderwertigkeit. All das lege ich in deine Hände."

Und danach darfst du deine Hände neu füllen lassen von mir. Füllen mit meinen guten Geschenken der Heilung und der Freude. Spürst du, wie gut es tut, dein Herz vor mir auszuschütten? Auszusprechen, was so schwer auf dir gelastet hat? Loszuwerden, was dich zu Unrecht niederdrückt? Wenn du mir deine Einsamkeit gibst, dann gebe ich dir dafür die Zugehörigkeit zu meiner Familie der Kinder Gottes. Statt deines Abgelehntseins erhältst du von mir tiefe und ungeheuchelte Liebe. Statt Schubladendenken gebe ich dir eine einzigartige Identität. Wenn du vorher unter verletzenden Worten gelitten hast, darfst du jetzt neue Worte der Liebe und Ermutigung direkt aus meinem Mund hören. Und all deine Minderwertigkeitsgedanken will ich verjagen, indem ich dir die Krone einer Königstochter verleihe, denn du bist meine Tochter.

Ich möchte, dass du die tiefe Freude erleben kannst, die aus einem geheilten Herzen strömt. Einem Herzen, das sich geliebt und angenommen weiß. Einem Herzen, das seinen Wert und seine Position als Tochter Gottes kennt.

Kaum etwas unterdrückt die Freude in deinem Leben mehr als ein verwundetes und schmerzendes Herz. Und ich weiß, dass die Verletzungen nicht aufhören. Die weitere unsensible Antwort wartet schon hinter der nächsten Ecke. Genauso wie die zahllosen Missverständnisse, unausgesprochenen Erwartungen und Beziehungsprobleme. Leider ist das die Realität in einer gefallenen Welt, die von Sünde bestimmt ist. Aber in dieser Dunkelheit scheint mein Licht umso heller und herrlicher. Ich schenke dir meine Heilung in einer Welt voll Schmerzen und Leiden. Dafür bin ich in die Welt gekommen. Das ist der Grund für Weihnachten. Mein Geschenk der Errettung.

Lass dich damit beschenken. Jeden Tag neu. Nach jedem neuen verletzenden Wort. Nach jedem neuen schiefen Blick. Bring diese Wunden zu mir. Am besten sofort. Noch bevor sich die Verletzungen tief in deine Seele brennen. Erlebe jeden Tag neu meine Heilung. Damit dein Herz gesund sein kann. Damit du jeden Tag neu die tiefe Freude erleben kannst, die aus einem geheilten Herzen strömt. Freude, die ich dir schenke.

Dein Bruder Jesus

Das Geschenk weitergeben

Freude und Hoffnung verkünden

Größer noch als die Freude, beschenkt zu werden, ist die Freude, selbst zu schenken. Und diesen Segen darfst du leben. Du darfst die Freude, die Jesus dir schenkt, verschwenderisch in die Welt hinaus versprühen und das Glück genießen, ein Segensbringer zu sein. Auch deine eigene kleine Welt wird ganz neu erhellt, wenn du die Freude über Jesus ganz neu in den Mittelpunkt stellst …

Verschenke Weihnachtsbedeutung

19. DEZEMBER

Freue dich an deinem Schöpfer … jubelt über euren König.

Psalm 149,2

The same procedure as every year. Jedes Jahr dasselbe. Jedes Jahr nehme ich es mir vor. Und jedes Jahr bedauere ich, dass es wieder nicht so richtig geklappt hat: Weihnachten anders zu feiern. Und das, was ich eigentlich zutiefst glaube und wichtig finde, auch in die Praxis umzusetzen. Dass Weihnachten nämlich mehr ist als nur Punsch, Plätzchen, Gemütlichkeit und Geschenke. Dass so viel Bedeutung in diesem Fest liegt.

Jahr für Jahr denke ich, dass so viele Weihnachten feiern, ohne den eigentlichen Grund dafür zu kennen. Und dass dieses Highlight der Menschheitsgeschichte dadurch im besten Fall zu einem Familienfest und im schlimmsten Fall zu einem Fest des Konsums geworden ist.

Es ist so traurig, aber es muss nicht dabei bleiben. Ich glaube, dass wir Christen Weihnachten zurückerobern müssen. Dass wir uns nicht enttäuscht zurückziehen und darüber beschweren sollten, was in unserer Gesellschaft aus dem Weihnachtsfest geworden ist. Sondern dass wir durch unsere Art zu feiern die wirkliche Bedeutung dieses Wunders wieder neu verkünden und dadurch der Welt so viel Segen schenken dürfen.

Eigentlich sollten wir Christen die begeistertsten Weihnachtsfeierer sein. Weil wir wissen, warum wir dieses Fest feiern. Weil wir den wirklichen Grund dafür kennen. Und ehrlich gesagt dürfen wir keinem einen Vorwurf machen, der sich primär auf Essen und Geschenke konzentriert, solange wir Christen es versäumen, anderen vom wahren Grund, Jesus, zu erzählen.

Es liegt so eine unglaubliche Chance in dieser Zeit. Menschen kommen zur Ruhe. Besinnen sich auf Dinge wie Familie oder andere Beziehungen. Und viele sind bereit, sich von ihrer mildtätigen Seite zu zeigen. Wir sollten diese Möglichkeiten nutzen und sie nicht verstreichen lassen. Wir dürfen mutig von unserem Retter erzählen. Davon, wie glücklich und reich unser Leben durch ihn geworden ist. Und dass er offene Arme auch für alle anderen hat. Dass jeder eingeladen ist, ein Leben in Freude zu leben. Dass jeder eingeladen ist, gerettet zu werden. Dass Gott immer mildtätig ist und zu jeder Zeit verschwenderisch liebt und gibt. Wir können so viel Freude verschenken, indem wir diese gute Nachricht nicht für uns behalten.

Und auch unsere eigenen Feierlichkeiten können einen ganz neuen Zauber und Glanz bekommen, wenn wir Jesus ins Zentrum rücken. Wenn wir ihn zum Star des Festes machen, denn das ist er. Ja, ich weiß, das passiert nicht automatisch. Vermutlich werden nicht alle von alleine über unseren Retter reden und die Bibel aufschlagen. Wenn es so wäre, würden wir nicht Jahr für Jahr am 27. Dezember realisieren, dass es wieder viel zu wenig um Jesus ging und dafür viel zu viel um Geschenke, Essen, Politik und sonstige Themen.

Wir müssen dieses Fest ganz bewusst planen und vorbereiten, wenn wir uns eine Veränderung wünschen. Und damit meine ich nicht unseren Speiseplan. Wir müssen uns im Vorfeld Gedanken dazu machen, wo und wie wir Jesus ganz neu mit hineinnehmen können. Wie wir unseren Tagesablauf so strukturieren, dass er im Zentrum sein kann. Wenn wir das nicht machen, wird es auch nicht passieren. Aber wenn wir damit beginnen, können wir eine ganz neue Freude im Weihnachtenfeiern finden, die auch für andere total ansteckend ist. Dann wird Weihnachten wieder zu dem, was es einmal war: ein Feiern und Freuen darüber, dass unser Erretter in die Welt kam.

Freundinnen, lasst uns Weihnachten zurückerobern!

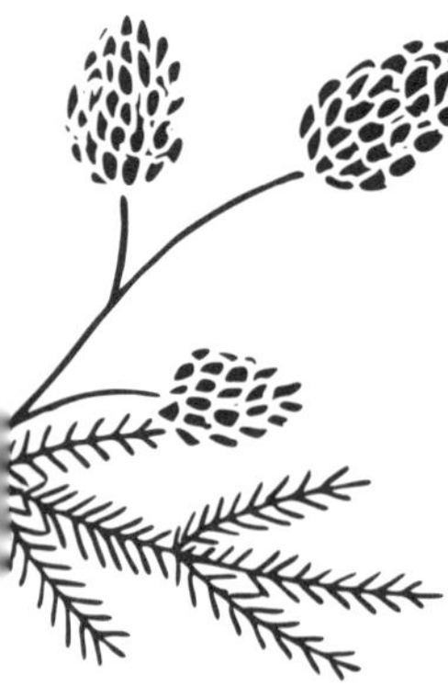

Ich glaube, viele Menschen in der Welt erlangen die Errettung, die auf sie wartet, wenn Christen beginnen, der Freude über ihre eigene Errettung sichtbar Ausdruck zu verleihen.

Joyce Meyer

Verschenke Hoffnung

20. DEZEMBER

„Deshalb geht hinaus in die ganze Welt und ruft alle Menschen dazu auf, meine Jünger zu werden! Ihr dürft sicher sein: Ich bin immer bei euch, bis das Ende dieser Welt gekommen ist!"

Matthäus 28,19-20

Meine Liebe,

wusstest du, dass du etwas mit meinen Engeln gemeinsam hast? Dass ich dir einen besonderen Auftrag genauso übertrage, wie ich ihn ihnen gab? Komm mit! Tauche ein in die besondere Geschichte meiner Geburt. Ich zeige es dir, wie die Dunkelheit plötzlich durch ein strahlendes Licht vertrieben wurde. Alles wurde erhellt durch die Gegenwart der Engel, die ganz unverhofft vor den Hirten standen.

Und nicht nur die Dunkelheit musste weichen. Auch die Stille wurde unterbrochen durch den wunderschönsten Gesang: „Ehre sei Gott in der Höhe und Frieden den Menschen auf der Erde." Kannst du dir die Herrlichkeit dieses Moments vorstellen?

Wusstest du, dass ich dich mit genau derselben Botschaft der Hoffnung und Freude in die Dunkelheit sende, wie ich die Engel in dieser besonderen Nacht gesandt habe? Dein Auftrag ist derselbe wie ihrer damals. Auch du sollst ein Bote der besten Nachricht sein. So wie die Hirten damals allein und ohne große Perspektiven in der Dunkelheit saßen, so sitzen unzählige Menschen auch jetzt noch einsam im Dunklen und fragen sich, wie alles weitergehen soll. Ob es wirklich nicht *mehr* in diesem Leben gibt. Ob das alles gewesen sein soll.

Und meine Antwort darauf ist heute noch dieselbe wie damals: „Nein, es gibt so viel mehr. Ich habe Hoffnung für jeden. Liebe und Vergebung sind für alle da. Das Leben in Fülle und Freude steht bereit. Mein Geschenk ist für jeden."

Aber diese Nachricht der Hoffnung muss die Hoffnungslosen dieser Welt erreichen. Die, die sich nach Liebe sehnen, müssen hören, dass sie von mir geliebt sind. Menschen müssen erfahren, dass ihre Sünde durch mich vergeben werden kann. Jemand muss hinaus in die ganze Welt, um die Nachricht weiterzuerzählen.

Und ich sende dich. So wie die Engel damals. Du sollst mein Bote sein. Und damit gebe ich dir einen wundervollen Auftrag. Denn du darfst Hoffnung schenken und Freude weitergeben. Du hast die bewegende Botschaft der Vergebung bei dir. Behalte sie nicht für dich, sondern sei mutig und streu sie mitten in die Welt hinaus. Erzähle den Menschen von mir. Kümmere und sorge dich um sie und mache sie zu meinen Nachfolgern. Ich will auch mit ihnen Freundschaft schließen.

Und weißt du: Alles fängt im Kleinen an. Beginne in deinem Umfeld damit, Menschen Hoffnung zu geben und von mir zu erzählen. Erreiche die, die dich umgeben. Du musst nicht erst um den Globus fliegen, um Menschen zu finden, die einen Retter nötig haben. Sie umgeben dich überall. Bei der Arbeit, im Freundeskreis, vielleicht in der eigenen Familie. Fang mit kleinen Bemerkungen an. Streue Hoffnung. Säe Ermutigung.

All das brauchst du nicht aus dir selbst heraus zu tun. Denn ich lebe in dir. Du darfst also einfach das beste Geschenk weitergeben, das ich dir gemacht habe: mich. Denn so, wie du überreich mit mir und damit einem Leben in Freude beschenkt wurdest, so kannst du die Freude an andere weiterreichen. Versprühe die Freudenfunken meiner guten Nachricht in die hintersten und dunkelsten Teile der Erde – sie sind manchmal gleich nebenan zu finden.

Erlebe, wie du dabei selbst unglaublich beschenkt wirst. Denn so funktioniert das bei mir: Je mehr du verschenkst, desto reicher wirst du. Je mehr Freude du verteilst, desto glücklicher wirst du. Je mehr du von meiner Hoffnung sprichst, desto hoffnungsvoller wirst du selbst. Das ist die Gleichung, die in meinem Reich gilt.

Erzähle mutig von mir und wie ich dein Leben glücklich gemacht habe. Gerade jetzt gibt es so viele Möglichkeiten dazu. Nutze doch zum Beispiel deinen Social-Media-Account, um die wahre Bedeutung von Weihnachten kreativ darzustellen. Beschenke deine Nachbarn mit einer kleinen Süßigkeit und der besten Nachricht der Weltgeschichte.

Die größte Freude, die du erleben kannst, findest du in dem Moment, wenn ein anderer durch dich die größte Freude findet: mich.

Dein Jesus

Fun-Event der Woche

Weihnachtsbaumparty

Eine liebe Freundin hat mir von einer total coolen Weihnachtstradition erzählt, die sie mit ihrer Familie seit ein paar Jahren durchführt: die Weihnachtsbaumparty. Jedes Jahr, wenn sie ihren Weihnachtsbaum gekauft haben, wird danach eine kleine Party gefeiert mit Kinderpunsch und viiiieeelen, vielen Plätzchen. Dazu darf laute Weihnachtsmusik natürlich nicht fehlen. Gemeinsam wird dann der Baum noch schön geschmückt. So wird das Kaufen, Aufstellen und Behängen des Baums zu einem besonderen Ereignis, an das man sich bestimmt noch lange erinnert. Vielleicht wäre das ja auch etwas für dich und deine Familie?

Auch als Single musst du natürlich nicht auf so eine Party verzichten. Wie wäre es, wenn du dir deine beste Freundin schnappst und ihr zusammen erst zwei kleine Bäumchen kauft und dann anschließend bei einer von euch feiert? Und selbst wenn du Weihnachtsbäume nicht wirklich magst, könntest du dasselbe Prinzip auf das Schmücken deiner Wohnung anwenden. Lichterketten aufhängen, eine Krippe aufstellen oder mit Tannenzweigen dekorieren – all das kann genauso Anlass für eine Party werden.

Was auch immer du gerne machst, um alles für die Feiertage schön herzurichten: Mach eine Party daraus!

Verschenke Jesusnähe

21. DEZEMBER

Freu dich über den Herrn,
und er wird dir geben,
was du dir von Herzen wünschst.

Psalm 37,4

„Dicke rote Kerzen, Tannenzweigenduft. Und ein Hauch von Heimlichkeiten liegt jetzt in der Luft. Macht euch jetzt bereit! Macht euch jetzt bereit! Bis Weihnachten, bis Weihnachten ist's nicht mehr weit." Kennst du dieses Weihnachtslied? Als Kind konnte ich es echt in der Dauerschleife singen.

Doch ganz abgesehen von der eingängigen Melodie (die man wirklich schlecht wieder aus dem Kopf herausbekommt) – auch der Text hat in mir irgendwie immer so eine wunderschöne Spannung und Vorfreude hervorgerufen. Der Duft von Kerzen und Tannenzweigen, am besten kombiniert mit frisch gebackenen Plätzchen und Kakao. Überlegungen, was man anderen schenken kann und was man selbst vielleicht bekommt. So viele wunderschöne Gefühle und Erinnerungen erfüllen mich selbst jetzt, wenn ich nur darüber nachdenke.

Liegt nicht ein unglaublicher Zauber in diesem Fest? Und auch schon in diesen letzten Tagen vor dem wundervollen Ereignis? So viel freudige Geschäftigkeit prägt in der

Regel diese Zeit. Man huscht mit dem Putzlappen schnell noch durch das Haus, bis alles blitzt und blinkt. Aus der Küche kommt ein himmlischer Kuchenduft, der einem das Wasser im Mund zusammenlaufen lässt. Heimlich werden noch schnell die letzten Geschenke verpackt. Und vor allem: Die Vorfreude steigt. Vielleicht sogar ganz besonders dann, wenn du noch bis zum 24. Dezember mittags arbeiten musst und die ganze Vorbereitung nebenher läuft. Wie sehr ersehnt man doch dann den Augenblick, wenn endlich alles erledigt ist und man sich freuen und ausruhen kann von der Hektik der letzten Wochen!

Wie wäre es, wenn du die letzten Tage vor Heiligabend nicht nur fürs Putzen, Backen und Verpacken nutzt, sondern um dir zu überlegen, wie du Weihnachten zu einer Feier machst, die Jesus in den Mittelpunkt stellt und ihm die Ehre gibt? Nutze vielleicht die Abende, um dir ganz konkret zu überlegen, wie du Jesus in der Weihnachtszeit den Platz geben kannst, der ihm gebührt.

Ich glaube, dass besonders wir Frauen eine entscheidende Rolle in dieser Sache spielen. Ob wir es wahrhaben wollen oder nicht, aber wir haben einen enormen Einfluss darauf, wie die Feiertage verbracht werden. Wir bestimmen bewusst und unbewusst, wie so einiges in unseren vier Wänden läuft. Und wir können so viel dazu beitragen, Weihnachten zu dem zu machen, was es ist: ein Erinnern und grandioses Feiern unseres Erlösers, der keine Schmerzen und Unannehmlichkeiten scheute, um den Weg zu uns zu finden.

Du bist der Art und Weise, wie gefeiert wird, nicht hilflos ausgesetzt. Du kannst es gestalten. Selbst, wenn du nicht die Gastgeberin bist, kannst du durch deine Themenwahl, deine Worte überhaupt und auch dein Verhalten die Feier deutlich mitbestimmen. Es ist eine Riesenmöglichkeit, sich dabei auch selbst neu zu hinterfragen, indem du dir diese Fragen beantwortest: Trage ich durch das, was ich sage und tue, dazu bei, dass Jesus allein gefeiert wird und keine Nebensächlichkeiten? Zeige ich, dass Jesus mir wichtiger ist als Kuchen und Weihnachtsschmuck? Und vor allem: Ist Jesus mir eigentlich wirklich wichtiger als all der Dekoglanz und das Lichterkettenblinken rund um Weihnachten? Ist er wirklich meine Nummer eins?

Das sind ernste Fragen, die auch mich ordentlich zum Schlucken bringen. Ehrlich gesagt lasse ich mich selber ganz schön schnell durch diese Dinge von meinem Jesus ablenken, was ich megaschade finde, da ich es mir doch eigentlich so anders wünsche. Mir hilft es wahrscheinlich am allermeisten, bewusst vorzuplanen und nicht in die Feierlichkeiten hineinzustolpern. Eigentlich genau so, wie es in dem Kinderlied heißt: „Macht euch jetzt bereit! Bis Weihnachten ist es nicht mehr weit."

Wir können uns auf das Fest vorbereiten. Und um dir ein paar Ideen zu geben, wie das konkret aussehen könnte, plaudere ich einfach mal ein bisschen aus dem Nähkästchen, wie ich versuche, das in unserer Familie umzusetzen:

Ich liebe es, am 24. morgens mit einer ausgedehnten Zeit mit Jesus zu starten. Es geht einfach nichts über diese Zweierzeit mit ihm. Ich merke, wie sie den Tag schon deutlich in die richtige Richtung lenkt: hin zu ihm. Letztes Jahr hatten wir als absolutes Glanzlicht des Tages ein megacooles, tiefes Gespräch mit unseren Kindern am Frühstückstisch. Wir konnten so wunderbar über Jesus reden und darüber, was er für uns getan hat. Obwohl dadurch der Rest des Tages etwas sehr im Zeitdruck versunken ist, war es das so was von wert. Ich war so glücklich und beflügelt von dieser Gelegenheit, IHN in den Mittelpunkt zu stellen!

Natürlich ist auch der Besuch des Weihnachtsgottesdienstes in unserer Gemeinde ein totales Highlight an Heiligabend. Und um schon für die richtige Atmosphäre zu sorgen, finde ich eine Playlist während des Essens mit christlichen Weihnachtssongs eine tolle Sache.

Allerdings glaube ich, dass das, was ich am meisten an unserer Heiligabend-Tradition mag, das gemeinsame Beten vor der Bescherung ist. Als ganze Familie setzen wir uns zuallererst zusammen, bevor das erste Geschenk geöffnet wird, und danken Jesus dafür, dass er das größte Geschenk ist und dass er für uns in die Welt kam. Und natürlich danken wir ihm auch für all die wundervollen Geschenke, die wir gleich voll Freude auspacken dürfen. Ich liebe diesen Moment einfach immer besonders. Es ist ein ganz besonderer Moment der Stille und des Besinnens auf Jesus, bevor es laut und trubelig mit Geschenkpapier und Karten wird.

Total schön ist es auch, wenn die Kinder zum Schluss noch mal die Weihnachtgeschichte als Film sehen können. Und mein Mann und ich runden den Tag gerne mit einem Online-Weihnachtsgottesdienst ab.

Das ist mal ein kleiner Einblick in unseren 24. Dezember. Ich hoffe, dass dich das ein oder andere vielleicht inspiriert …

Es gibt sicher
keine größere Freude
als die,
Seelen zu retten.

LOTTIE MOON

Verschenke Liebe

22. DEZEMBER

Wir lieben, weil er uns zuerst geliebt hat.

1. Johannes 4,19

Meine Wunderschöne,

wusstest du, dass deine Schönheit am allermeisten strahlt, wenn du liebst? Es gibt nichts Schöneres als ein liebendes und dienendes Herz. Eigentlich ist Liebe der Inbegriff des Dienens. Wer liebt, der dient dem anderen. Liebe ist das Gegenteil von Selbstbezogenheit. Echte Liebe ist so weit von Egotrips entfernt wie Brokkoli von einem Kinderteller.

Liebe macht dich schön. Und Liebe macht auch das Leben von anderen schön. Ist es nicht so, dass selbst, wenn alles drunter und drüber geht und du nicht mehr weißt, wo oben und unten ist, Liebe dir wieder etwas Halt geben kann? Selbst die schlimmsten Tage deines Lebens können Erleichterung und Linderung erfahren durch Liebe. Liebe ist eine unglaublich starke Macht. Sie bringt Festungen der Härte und Kälte zum Bröseln. Sie bringt Unvorstellbares zustande.

Liebe ist auch das, was dir Erlösung geschenkt hat. Liebe ist das, was dein Leben so reich macht. Du bist beschenkt durch Liebe. Weil ich die Liebe bin. Und damit ist auch mein

Kommen in die Welt ein Liebesereignis. Weihnachten ist mein Liebesbeweis an dich.

Wie wäre es, wenn auch du Weihnachten zu einem Liebesereignis für andere machst? Wie wäre es, wenn du diesen Anlass nutzt, um Liebe großzügig zu verschenken, so wie ich dich großzügig damit beschenke? Ja, ich weiß, es gibt noch alle anderen Tage im Jahr, an denen Liebe gelebt werden sollte. Das eine schließt das andere ja nicht aus. Aber es kann unheimlich helfen, bewusst Zeitpunkte festzusetzen, an denen du Liebe verschenken möchtest. Einfach nur deshalb, weil man es so schnell vergessen kann. Erinnere dich selbst daran zu lieben, indem du dir Liebesbeweise überlegst. Und vor allem, wann du sie schenken willst.

Festgesetzte Zeiten dafür sind eine super Hilfe, diese schenkende Liebe nicht im Alltagstrubel zu vergessen. Denn leider passiert das öfter, als uns allen lieb ist. Wie schnell ist die Dankeskarte vergessen, die du doch schreiben wolltest, oder das Einlösen des Gutscheins zum gemeinsamen Essen, den du letztes Jahr verschenkt hast? Es passiert so leicht und das ist einfach superschade, weil sich Menschen so sehr nach Liebe sehnen.

Die Weihnachtszeit ist eine wundervolle Möglichkeit, Liebe zu verschenken. Denn in dieser Zeit wird vielen Menschen ganz besonders bewusst, wie einsam sie sind. Wie viele fühlen sich gerade dann ungeliebt und abgelehnt, wenn es draußen immer früher dunkel wird und in den Nachbarhäusern wieder die vielen Lichterketten glänzen?

Werde du diesen Menschen zum Licht, indem du liebst. So wie ich dich geliebt habe und deine Welt erhellt habe. Überlege dir, wie genau das aussehen könnte: Vielleicht Plätzchen backen und in der Nachbarschaft verteilen? Oder jeden Adventssonntag jemanden zum Kaffee einladen, der sonst alleine wäre? Du könntest auch deine Hilfe beim Weihnachtsputz anbieten und andere dabei unterstützen, ihr Zuhause schön zu machen.

Liebevoll geschriebene Karten verschicken oder verteilen ist eine weitere tolle Möglichkeit, um andere zu ermutigen und Liebe praktisch werden zu lassen. Oder du bietest einem Paar an, auf seine Kinder aufzupassen, damit es mal nur zu zweit über den Weihnachtsmarkt schlendern kann?

Die Möglichkeiten sind so vielfältig. Du kannst deiner Fantasie freien Lauf lassen. Mache diese Zeit zu einer der bedeutendsten, weil du die wahre Bedeutung von Weihnachten lebst: Liebe.

Ich liebe dich.

Dein Jesus

Verschenke Zeit

23. DEZEMBER

*Vergesst nicht, gastfrei zu sein.
Durch ihre Gastfreundlichkeit haben
einige, ohne es zu wissen,
Engel bei sich aufgenommen.*

Hebräer 13,2

Ich liebe, liebe, liebe unseren neuen Esstisch. Wir haben ihn erst vor ein paar Monaten gekauft und ich bin immer noch ganz begeistert davon. Es macht mir so einen Spaß, alles schön herzurichten und zu decken, wenn Besuch kommt, aber auch einfach nur für uns sechs alleine. Ich wollte immer schon ein offenes Haus für andere haben. Ich liebe Besuch, Menschen und Gemeinschaft. Und ich bin so glücklich darüber, dass wir selbst schon so eine große Familie sind und unser Esstisch immer gut gefüllt ist.

Ein Esstisch ist so etwas Besonderes und Wunderschönes. Und dafür muss er nicht neu oder außergewöhnlich hübsch sein. Er wird so besonders durch das, was durch ihn möglich ist: Gemeinschaft. Essen. Leben. Für mich bildet der Esstisch in gewisser Weise das Zentrum des Hauses. Es ist der Ort, an dem man sich immer wieder versammelt. Der Ort, an dem man die wertvolle Nahrung zu sich nehmen kann. Der Ort, der so viel Segen spenden kann, wenn wir ihn dafür nutzen.

Was ist dein Esstisch für dich? Eine Freude? Etwas, das dich begeistert? Oder vielleicht die Erinnerung daran, dass du immer noch alleine bist, obwohl du dir so sehr eine Familie wünschst? Ist er eine Last? Eine nie enden wollende Verantwortung, immer wieder etwas auf den Tisch zu zaubern (worüber sich immer irgendjemand beschwert, weil wieder zu viel Grünzeug dabei war …)?

Ich weiß aus eigener Erfahrung, dass es manchmal alles andere als einfach ist, sich tagein, tagaus um die Ernährung der ganzen Familie zu kümmern. Oft kann das ganz schön kräftezehrend sein. Und auch die Mahlzeiten selbst sind manchmal Lichtjahre von idyllisch entfernt. Gerade mit vier Kindern geht es bei uns meistens ganz schön laut und chaotisch am Tisch zu. Und wenn dann noch Besuch dabei ist, dann ist das Trubelleben in vollem Gang und das dreckige Geschirr stapelt sich schneller, als man gucken kann.

Ja, ich geb's zu: Auf den ersten Blick hört sich das alles nicht so besonders und wundervoll an, sondern eher anstrengend und nervenraubend. Aber auf den zweiten, dritten oder elften Blick können wir etwas Zauberhaftes darin finden. Ich merke immer wieder, wie gestärkt ich aus guten Gesprächen herausgehe, die an unserem Tisch stattfinden. Wie ich eine neue Perspektive bekomme. Wie ich lerne, Dinge mal ganz anders zu sehen als aus meiner kleinen, beschränkten Sicht.

Und gleichzeitig darf ich erleben, wie Gott mich gebraucht, um Hoffnung, Liebe und Zuversicht in anderen zu säen, sodass sie ermutigt wieder von meinem Tisch aufstehen können. Das ist einfach zutiefst erfüllend. Unser Esstisch (oder Sofa, Balkon oder sonst was) kann zu so einem Segen für andere und uns selber werden. Gastfreundschaft ist so etwas Wertvolles.

Wir sollten diesen wichtigen Teil unseres Lebens nie vernachlässigen, weil wir uns und anderen dadurch so viel nehmen würden. Wie wäre es, wenn du dir ganz neu eine persönliche Vision für deinen Esstisch (bzw. für deine Gastfreundschaft oder gemeinsame Zeit als Familie) überlegst? Damit meine ich, dass du dir einmal gezielt Gedanken darüber machst, was du dir für diesen Teil deines Lebens wünschst. Das könnten Dinge sein wie Ermutigung weitergeben, selbstlos dienen, Werte vermitteln, aus der Fülle der Bibel schöpfen, gemeinsam Spaß haben und so viel mehr. Mir hilft es immer, mir praktische Schritte zu überlegen, wie ich etwas umsetzen möchte, und mir ein konkretes Bild von dem, was ich mir wünsche, im Kopf vorzustellen. Vielleicht ist das bei dir ja auch so?

Wenn du dein Haus für andere öffnest und deinen Tisch als ein Werkzeug siehst, um andere zu beschenken und zu segnen, wirst du echte Freude erleben. Die Freude, von Gott gebraucht zu werden, um andere zu beschenken. Aber auch die Freude, von anderen beschenkt zu werden. Denn ist es nicht unglaublich wohltuend, wenn du dich bei einem Herzensmenschen fallen lassen kannst und dir aufmerksam zugehört wird, wenn du dein Herz ausschüttest?

Lass dich beschenken, aber lass dir auf keinen Fall die größte Freude nehmen, diesen Segen auch weiterzugeben und selbst so ein Herzensmensch für andere zu sein! Du wirst erleben: Während du durch deine Aufmerksamkeit und Zeit Liebe verschenkst, beschenkt Gott dich mit Freude im Herzen, weil du zu einem Segen für andere wirst.

Dein Tisch kann zu einem wundervollen Instrument werden, mit dem du andere segnest und beschenkst. Gerade die nächsten Tage oder die Weihnachtsferien eignen sich so gut dafür. Geh du den ersten Schritt und lade andere mit offenen Armen ein. Die Freude über die daraus entstandenen Freundschaften darfst du dann aus vollen Zügen bei einer Tasse Tee und Kerzenschein genießen.

Verschenke dich

24. DEZEMBER

Du wirst mir den Weg zum Leben zeigen und mir die Freude deiner Gegenwart schenken. Aus deiner Hand kommt mir ewiges Glück.

Psalm 16,11

Meine Wundervolle,

endlich bin ich da. Das Warten hat ein Ende. Ich bin geboren. Ich bin da für die ganze Welt. Und ich bin da nur für dich. Ich liebe dich so sehr. Du bist so wertvoll für mich.

Und ich möchte gerne, dass du eine Sache ganz tief in deinem Herzen weißt: Ich bin für dich gekommen. Du bist der Grund für Weihnachten gewesen, der Grund, warum ich mein Erlösungswerk begonnen habe. Für dich war ich bereit, alles zurückzulassen. Du warst es mir wert, all meine Herrlichkeit und alles, was ich im Himmel habe, zu verlassen, um dich zu retten. Ich habe dich vor Augen gehabt, als ich mich dazu entschied, diesen Weg des Schmerzes zu gehen.

Und damit ist Weihnachten eine wundervolle Erinnerung meiner Liebe für dich. Lass dich Jahr für Jahr dadurch an meine unerschütterliche Liebe zu dir erinnern. Feiere ein Fest, das dich und andere an die Fülle erinnert, die ihr durch mich geschenkt bekommen habt. Die Fülle meiner Liebe und die Gnade meiner Errettung. Deine Erlösung ist Freude pur. Und damit ist auch das Kommen und Wirken deines Erlösers der Inbegriff der Freude. Das bedeutet, dass Weihnachten ein absolutes Freudenfest ist.

Genieße deshalb diese besonderen Tage, die jetzt vor dir liegen. Ich bin da und du darfst dich von Herzen darüber freuen und jubeln. Mein Kommen in die Welt und dadurch mein Werk der Erlösung aller Menschen wird bis in alle Ewigkeit gefeiert werden. Der Himmel wird nicht aufhören, mich für immer dafür zu loben und zu preisen. Darum stimme schon heute in diesen Lobgesang mit ein. Sing zu meiner Ehre! Rede zu meiner Ehre! Handle so, dass ich den Platz bekomme, der mir zusteht: den Platz tief in deinem Herzen.

Denn genau dort möchte ich sein. Nah bei dir. Da, wo nur das Wichtigste in deinem Leben Raum findet. Denn ich bin das Wichtigste. Verschenke dein Herz an mich! Verschenke dich selbst an mich! Lass nicht zu, dass Nebensächlichkeiten mehr Raum in deinem Herzen einnehmen als ich. Lass nicht zu, dass Geschenke und Essen oder Weihnachtsbaum und Skiferien dich mehr beschäftigen als die Gemeinschaft mit mir. Denn auch wenn sie wunderschön sind und dir viel Freude bereiten können: Wahre Freude findest du nur in meiner Nähe.

Heute ist wirklich ein besonderer Tag. Möchtest du vielleicht gerade heute besonders nach mir und meinen Liebesgaben Ausschau halten? Ich möchte dir begegnen, dich berühren. Rechne mit mir! Ich will mich immer wieder von dir finden lassen. Entdeckst du mich? Lass dich an mich erinnern durch die Zeit in meinem Wort, durch die Weihnachtslieder im Gottesdienst oder durch andere, ganz unscheinbare Momente, in denen ich dir ein Stückchen Himmel schenken möchte.

Gib dich nicht mit weniger zufrieden als mit meiner Fülle. Bei mir findest du alles, was du brauchst. Alle deine Sehnsüchte erfüllen sich in mir. In meiner Nähe. In der Gemeinschaft mit mir. Schöpfe aus der Liebe, die ich bis zum Überfluss in dein Herz gieße. Denn ich möchte nicht nur deine Weihnachtstage füllen, sondern auch deinen Alltag. Schenke mir Raum in deinem Herzen und in deinem Leben, damit du erkennst, was für einen Unterschied es macht, mich dabeizuhaben.

An jedem Tag des Jahres kannst du erleben, wie ich dich beschenke. Wie ich ganz nah bei dir bin und dich halte, wenn es herausfordernd wird. Feiere mich nicht nur zu Weihnachten, sondern an jedem Tag deines Lebens. Komm zu mir. Laufe in meine Arme. Denn nur dort findest du die wahre Freude.

Du darfst mit allem zu mir kommen und mir dein Herz ausschütten. Ich bin da für dich und sehne mich so sehr danach, dein Herz ganz zu erfüllen. Leg deine Lasten bei mir ab. Ich trage sie für dich. Gerade in den letzten Wochen, wo aller Druck, der Stress im Job, die unzähligen Weihnachtsfeiern, die Angst vorm Familienkrach, deine innere Einsamkeit und die äußere Dunkelheit zusammengekommen sind, möchte ich dir immer wieder die Zusage geben, dass bei mir kein Druck ist. Bei mir findest du Freiheit, Ruhe und Freude.

Mit alledem möchte ich dich beschenken. Dich mit meiner Liebe umhüllen. Dich ganz erfüllen. Verschenke dich an mich, so wie ich alles von mir an dich verschenkt habe. Ich gab alles für dich. So beschenkt bist du von mir.

Dein Jesus

Wer Gott sucht,
der findet Freude.

Aurelius Augustinus

Nachwort

Er ist genug

Meine liebe Freundin,

ich danke dir von Herzen für unseren gemeinsam verbrachten Advent. Ich fand es wunderschön, mit dir zusammen durch diese besondere Zeit zu gehen und über unseren wundervollen Erlöser zu staunen. Ist es nicht unfassbar, wie beschenkt wir durch ihn sind? Ich merke immer wieder, wie gut es mir tut, mich daran zu erinnern. Mir immer wieder bewusst zu machen, mit wie viel unzählbaren Geschenken Jesus mich überschüttet. Es ist überwältigend. Denn dadurch verändert sich meine Perspektive.

Leider ertappe ich mich nämlich immer wieder dabei, wie ich der Unzufriedenheit in meinem Herzen Raum gebe. Wie ich anfange zu denken, dass ich benachteiligt bin oder zu kurz komme. So blöd eigentlich. Etwas, was ich doch überhaupt nicht will. Und doch erwische ich mich immer wieder bei diesen Gedanken.

Geht es dir auch manchmal so? Mir hilft es total, wenn ich mich auf all das fokussiere, was ich durch Jesus geschenkt bekommen habe. Denn dann spüre ich erst wieder, wie dankbar ich doch sein kann. Durch Jesus habe ich alles, was ich brauche. Es gibt kein „Jesus und“, sondern nur ein „Jesus“. Das reicht. Er ist genug. Wir brauchen nicht mehr.

Ein erfülltes Leben ist möglich durch ihn allein. Ohne ihn werden wir niemals die vollkommene Erfüllung erleben können. Aber mit ihm haben wir alles, was wir brauchen. Mehr ist nicht nötig. Er ist mehr als fähig, meinen Nöten zu begegnen und mein Herz zu füllen. Er ist unser alles. Ist das nicht wunderschön und befreiend?

Ich möchte dich einladen, jede Adventszeit bewusst als eine Neuausrichtung auf Jesus zu sehen. Als einen jährlichen Herzenscheck. Stelle dir doch jeden Dezember neu die Fragen: Steht mein König in meinem Herzen noch an erster Stelle? Lebe ich noch hingegeben für ihn? Bin ich glücklich und erfüllt von seiner Nähe? Oder hat der Glaubensalltagstrott mich eingeholt?

Beginne doch eine neue Adventstradition nur für dich, indem du dir jedes Jahr neu deine persönlichen Sofapausen mit Jesus gönnst. Vielleicht kann auch dieser Joy-Adventskalender dabei eine Unterstützung für dich sein. Ich würde mich so von Herzen freuen, wenn ich dich durch diese 24 Tage jedes Jahr neu ermutigen und anfeuern dürfte.

Ich wünsche dir von ganzem Herzen, dass du mit diesen Gedanken gestärkt in ein neues Jahr starten kannst. Erfüllt mit seiner Liebe. Getragen von seinen Händen. Geführt von seinen guten Plänen für dich. Zuversichtlich, weil du einen Platz hast. Mutig, weil er bei dir ist. Voller Freude, weil du so beschenkt bist.

Von Herzen,
deine Anne

Quellenangaben

Zitate S. 34 und 103 aus: Joyce Meyer, Freu dich des Lebens auf dem Weg zum Ziel (Joyce Meyer Ministries, 2006), © Joyce-meyer.de

Zitat S. 43 aus einem Interview mit Bill Hybels in: ideaSpektrum 4.2012, Seite 19.

Zitat S. 48 aus: John Stickl, Gott, die Wolke und ich (Gießen: Brunnen Verlag, 2018), S. 57.

Zitat S. 57: Lege deine Sorgen nieder, Text und Musik: Sefora Nelson; © 2009 Royalheart adm. by Gerth Medien, Asslar.

Zitat S. 72 aus: John Piper, Von der Pflicht zur Freude (Bielefeld, Christliche Literatur-Verbreitung, 2006), S. 48.

Zitat S. 94 aus: Randy Alcorn, Behüte dein Herz (Bielefeld, Christliche Literatur-Verbreitung, 2013).

Trotz intensiver Recherche konnten nicht für alle Zitate die Rechteinhaber ausfindig gemacht werden. Der Verlag dankt für Hinweise.

Weitere Bücher von Anne Löwen

Unendlich wertvoll

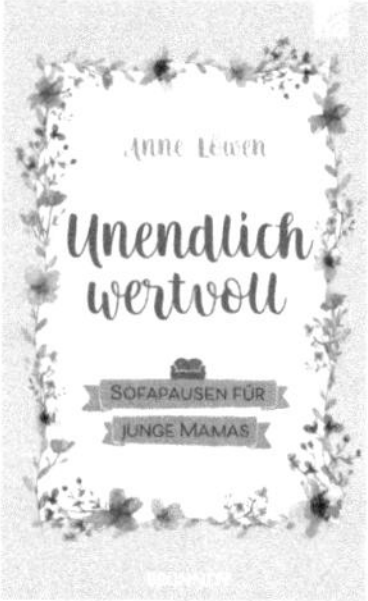

Sofapausen für junge Mamas
208 Seiten, gebunden
ISBN 978-3-7655-0969-8

In liebevollen Ermutigungen und persönlichen Andachten erzählt dieses Buch davon, wie unendlich wertvoll du und dein Mamasein in Gottes Augen sind. Bei ihm darfst du dich fallen lassen und selbst wieder geliebte Tochter sein. Ruhe in seiner Liebe zu dir – und du wirst Flügel bekommen ...

„Unendlich wertvoll“ ist ein Buch wie eine gute Freundin: liebevoll, ehrlich, ermutigend. Sehr empfehlenswert!

Theda von Gottberg, junge Mutter

So geliebt bist du

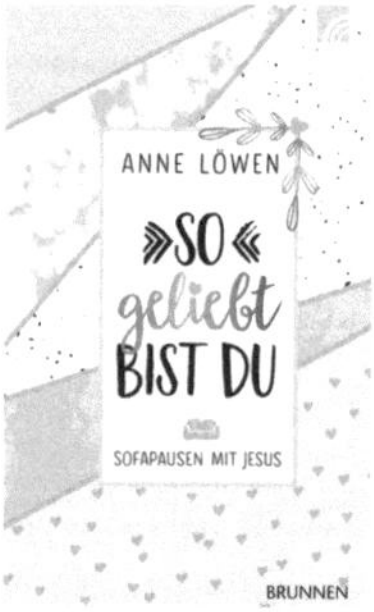

Sofapausen mit Jesus
224 Seiten, gebunden
ISBN 978-3-7655-0699-4

Heiraten und glücklich sein, davon träumt (fast) jede von uns. Doch egal ob ledig, vergeben oder geschieden, um dein Ja-Wort wirbt ein ganz besonderer Bräutigam: Jesus Christus selbst. Ihn ihm findest du die perfekte Liebe und Annahme, die kein Mensch dir geben kann.